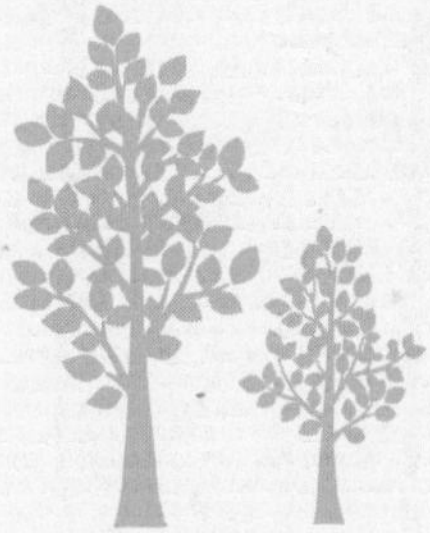

子どもが「発達障害」と疑われたときに読む本

監修 成田奈緒子
小児科医・文教大学特別支援教育専修教授

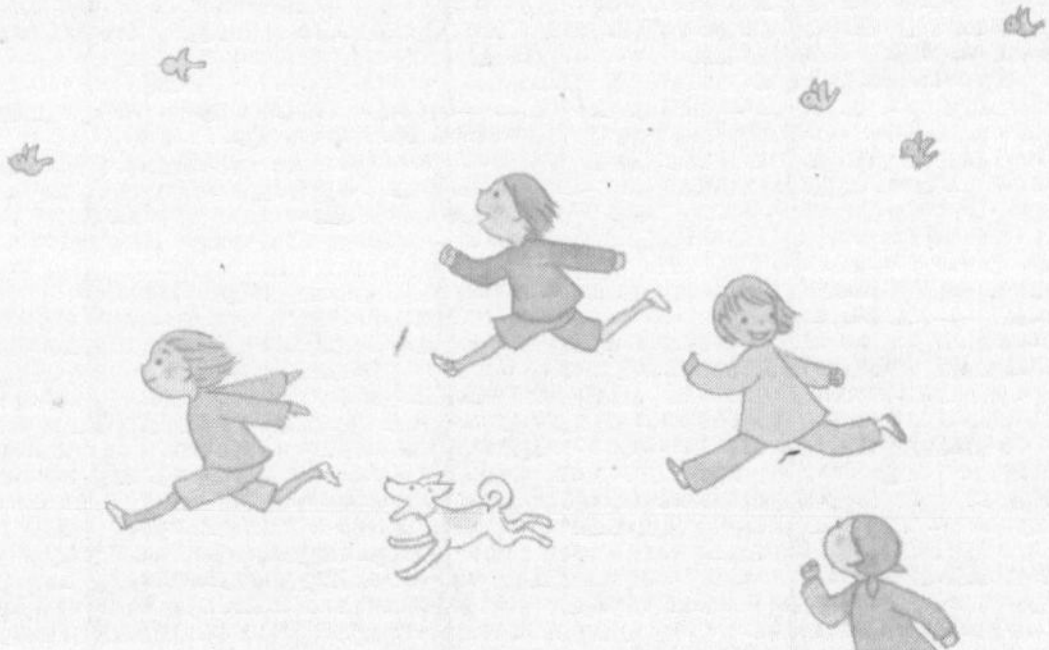

健康ライブラリースペシャル
講談社

まえがき

近年、「発達障害」といわれる子どもが急激に増えています。二〇二二年一二月には小学生の約一〇パーセントに「発達障害」の可能性があると文部科学省から発表されました。この数字は、医学的にみてとうてい納得できるものではありません。

「発達障害」という言葉が広まった結果、大人が理解できない子、大人の期待どおりに育っていない子、扱いづらい子などが、「発達障害」ではないかと疑われていないでしょうか。小児科医として子どもたちをみてきた私には、「発達障害」のような症状が現れてはいるけれども、ほかに原因がある子どもが多いように思えてならないのです。

考えられる原因と、その対応法については、本書にくわしく述べています。すぐに「発達障害」ではないかと疑う、いきすぎた風潮に警告を発し、「発達障害」に関する誤解をときたいと思います。

発達障害という言葉に「　」をつけているのも、そのひとつです。発達障害には、おもなものだけでも、ＡＤＨＤ（注意欠如・多動症）、ＡＳＤ（自閉スペクトラム症）、ＳＬＤ（限局性学習症、ＬＤ〈学習障害〉ともいう）、知的能力障害、コミュニケーション症群、運動症群があり、肢体不自由や視覚・聴覚障害も発達障害です。ところが、最近はＡＤＨＤとＡＳＤだけ（ときにはＳＬＤも）をとりあげて発達障害ということが多く、常々言葉の誤用だと思っていました。本書もＡＤＨＤとＡＳＤを中心にとりあげているため、本来の定義と差別化する意味で「発達障害」としたのです。

さまざまな誤解から、かえって子どもの負担になる対応が多くなっています。親もがんばっているのですが、がんばりどころはそこではないだろうと思うこともあります。本書を参考にしていただき、もう一度子どもをよく見直して、基本的な対応を始めてほしいと思います。子どもたちの幸せを願っています。

小児科医
文教大学特別支援教育専修教授
成田奈緒子

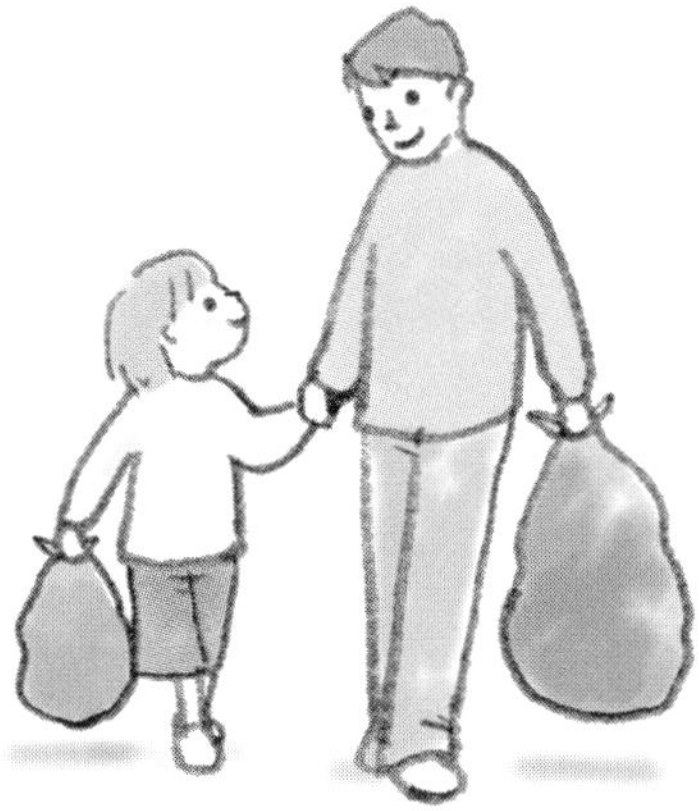

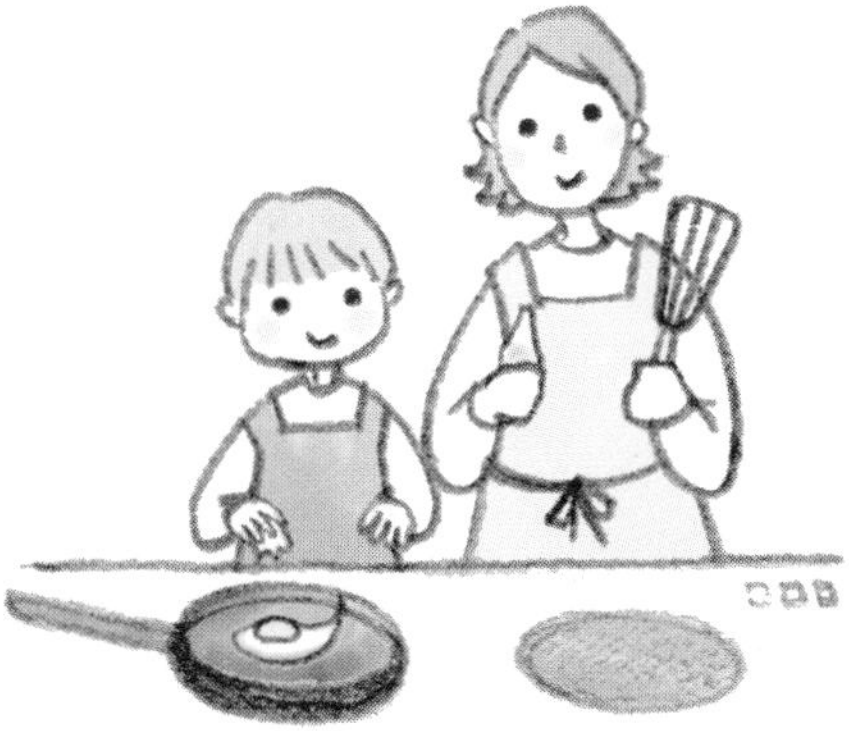

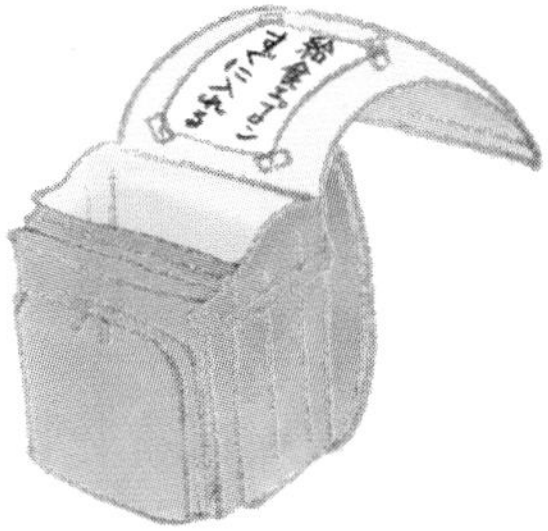

4 信頼が成長につながる

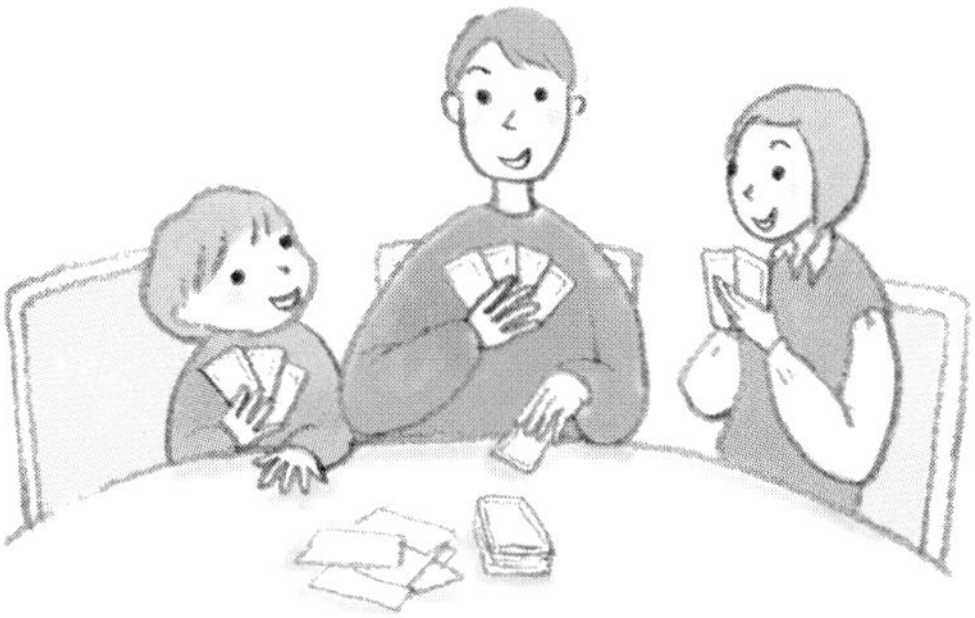

5 大人が気をつけること …… 75

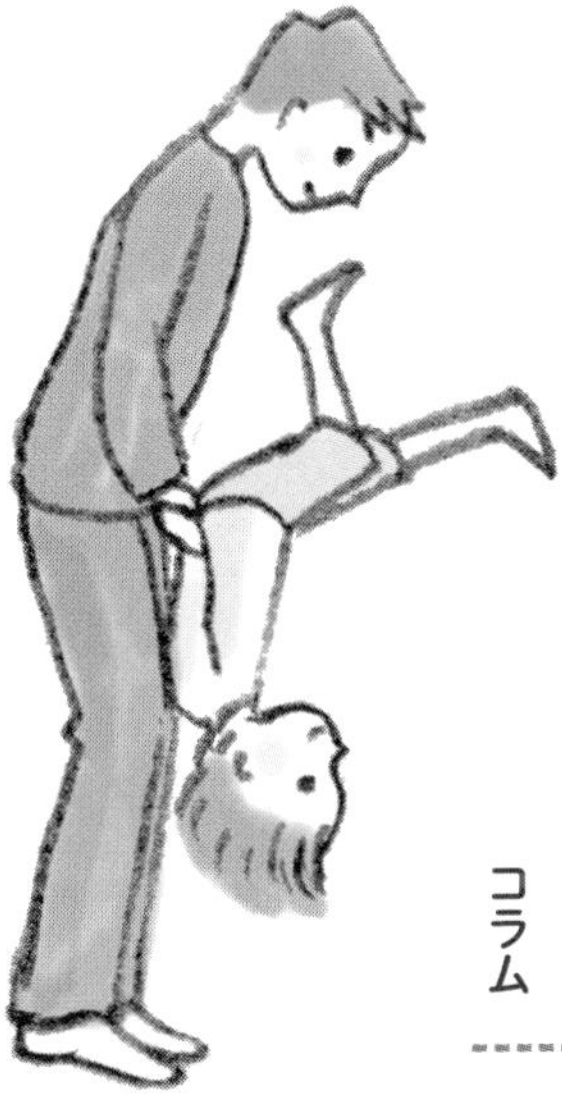

＊本書では「親」と表記していますが、親に限定するものではなく、保護者のことを指します。
「夫」「妻」の表記も男女の夫婦に限定するものではなく、パートナーのことを指します。

疑問

忘れ物が多く、友だちとのトラブルも起こしたAくん

その子は本当に「発達障害」なのか

Aくんは

小学２年生。

共働きの両親との３人家族。小学校にあがって以来、忘れ物が目立ってきたうえ、宿題をしてこないことも増えてきました。２年生になってからは、授業を落ち着いて聞くことができなくなっています。

授業中にウロウロ

授業中に座っていられず、たびたび立ち歩く。教室内をウロウロしていて、先生の注意も耳に入らないようす。

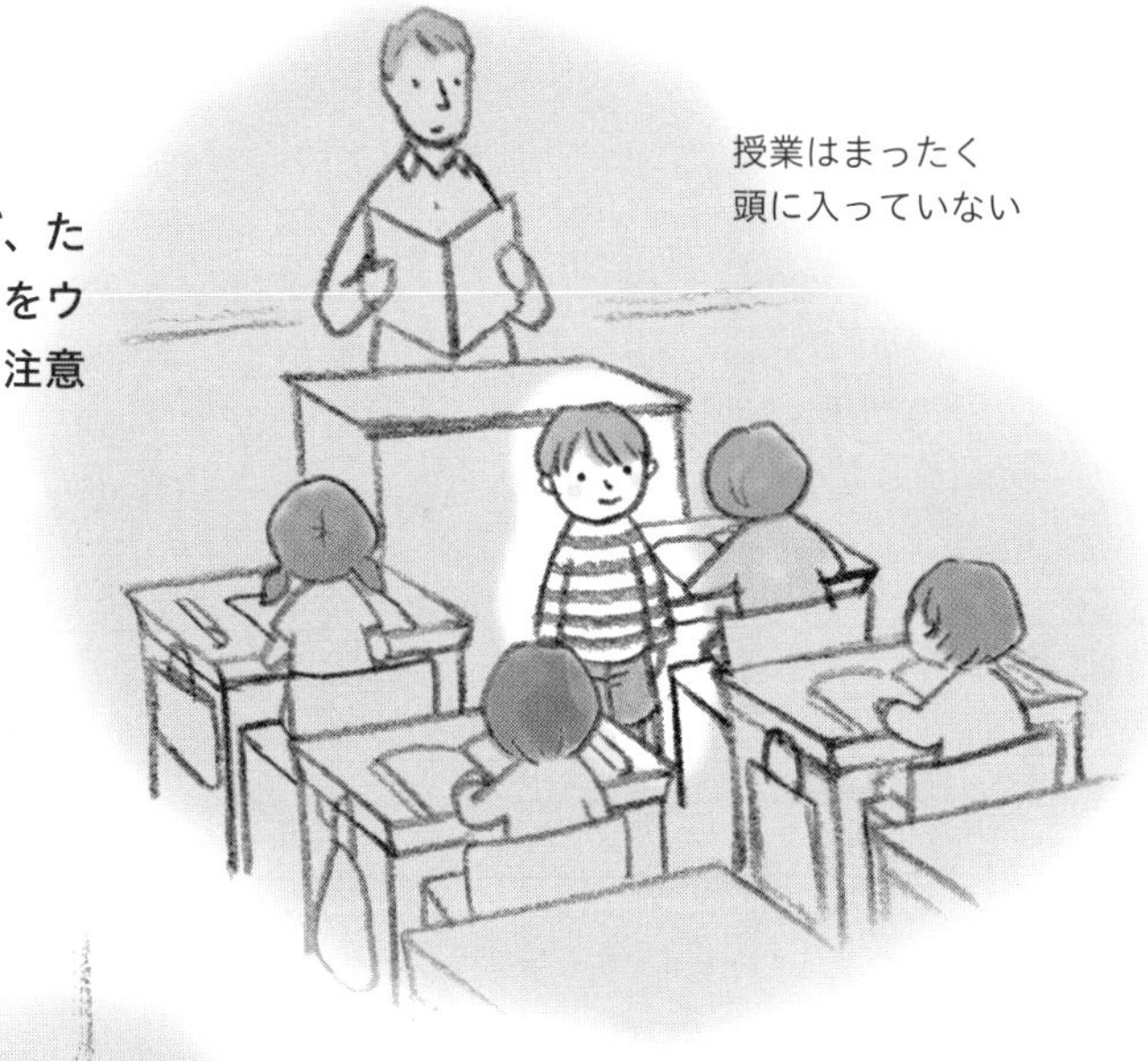

授業はまったく
頭に入っていない

ボーッとしていることも

授業中にいすに座っていても、先生の話を聞いているのではなく、ボーッとしていることがある。

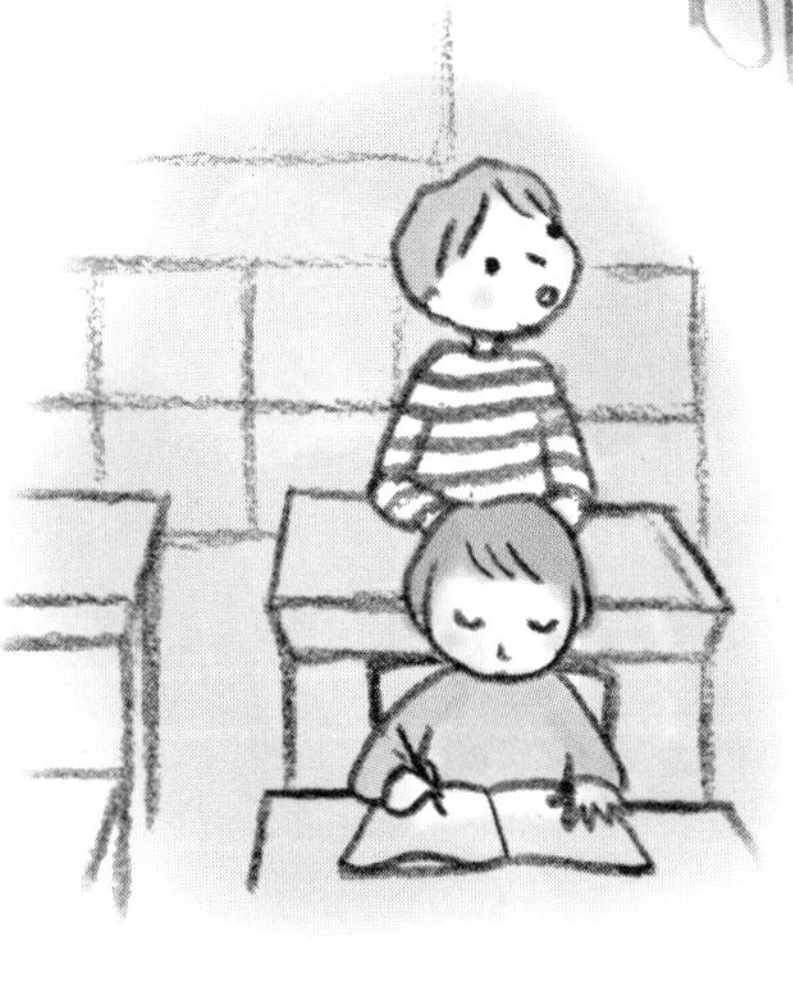

やはり、授業はまったく
頭に入っていない

忘れ物が多い

もともと忘れ物が多い子どもだったが、２年生になってエスカレート。ほぼ毎日なにかを忘れている。

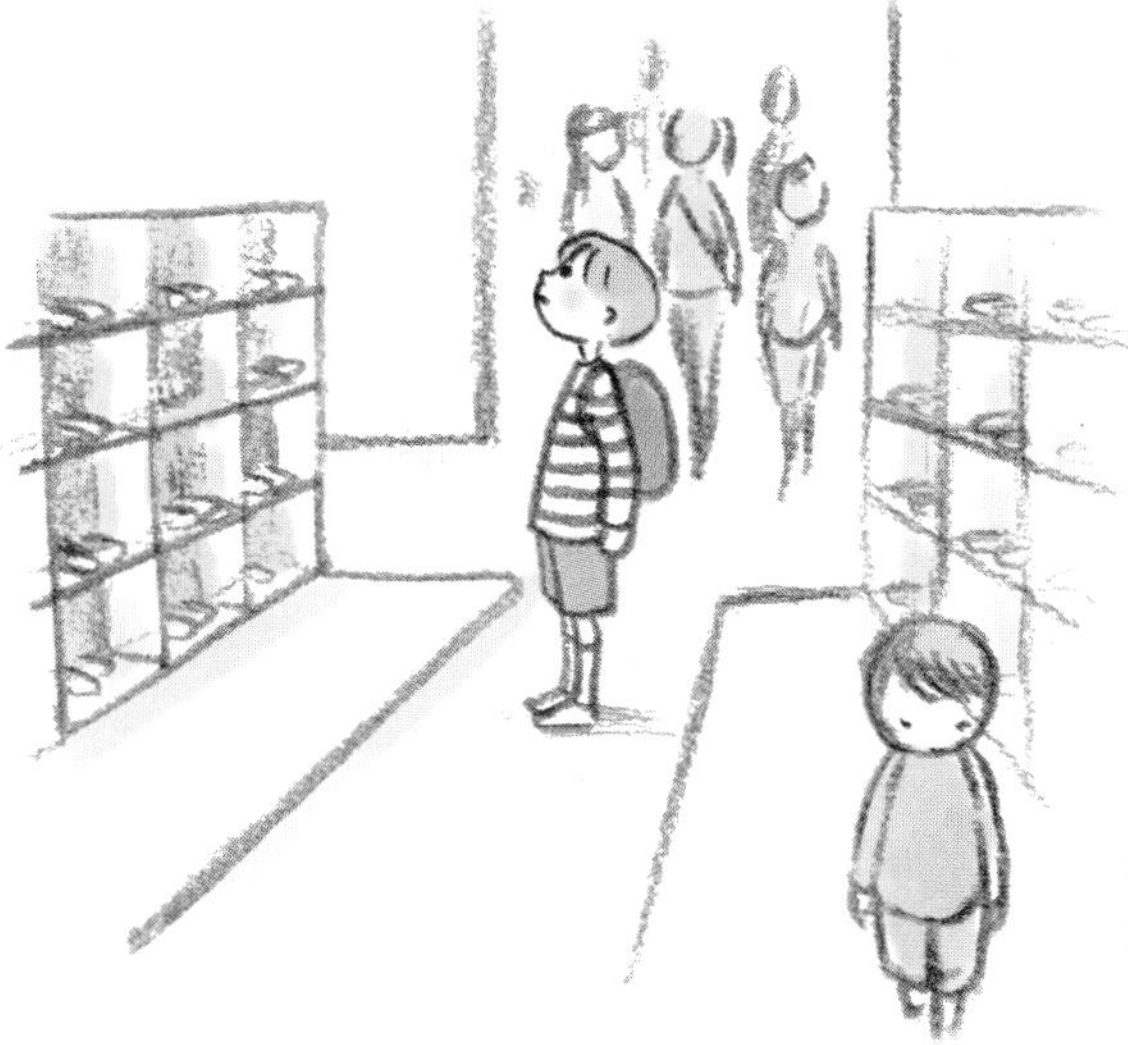

月曜日の朝、上ばきを忘れて、玄関口で立ちつくす

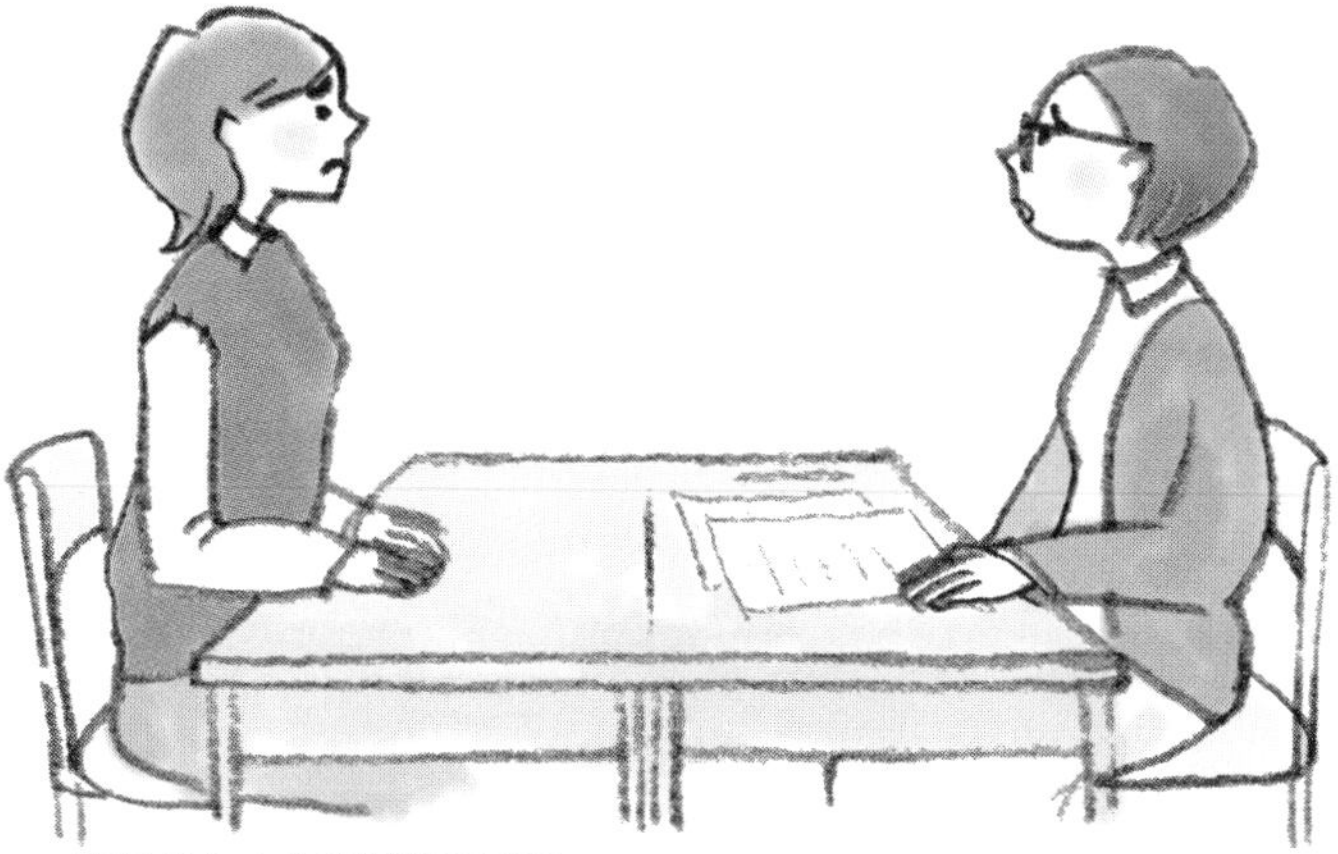

両親はＡくんを優秀な子にすべく育てていたつもりなので、がっかりした

担任の先生から

保護者会のとき、学校でのようすを聞いた母親。担任から「ご家族でしっかりみてあげてください」と言われた。

「ちゃんとやれ」ときっちり怒る

「これまで甘やかしすぎたのだろうか」と反省した両親。母親はＡくんに厳しく注意をした。

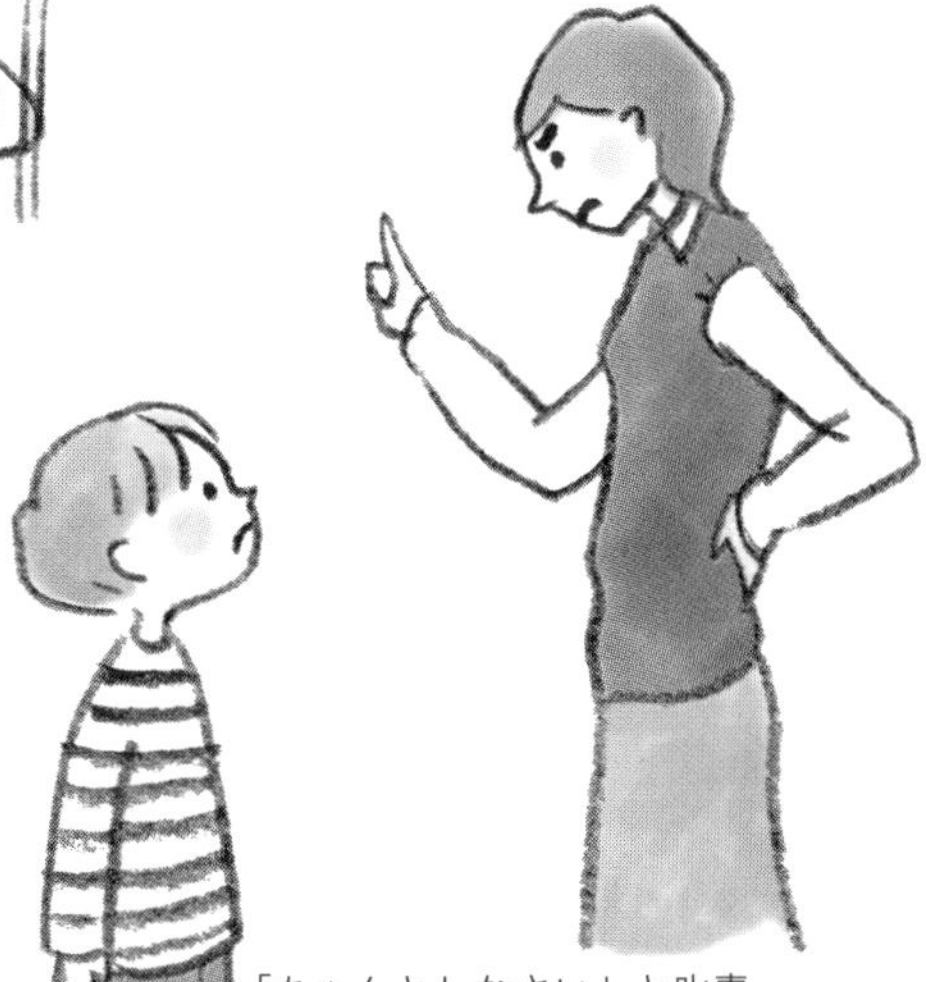

「ちゃんとしなさい」と叱責

母親がランドセルの準備をすることに

これ以上忘れ物をすると成績にひびくので、母親が持ち物をそろえることにした。

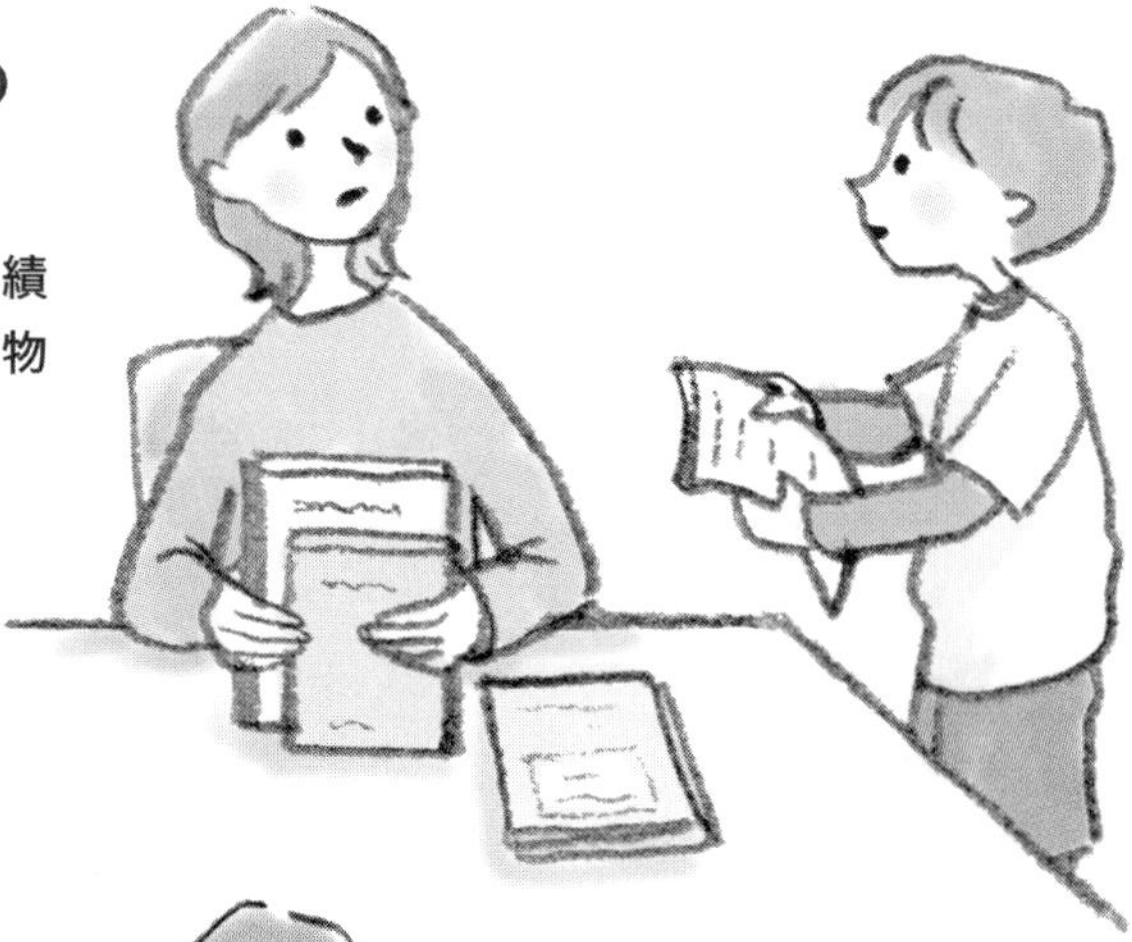

学校からのプリントも母親が確認。Ａくんには準備を手伝わせた

母親が奮闘している横で、Ａくんは集中していないようす

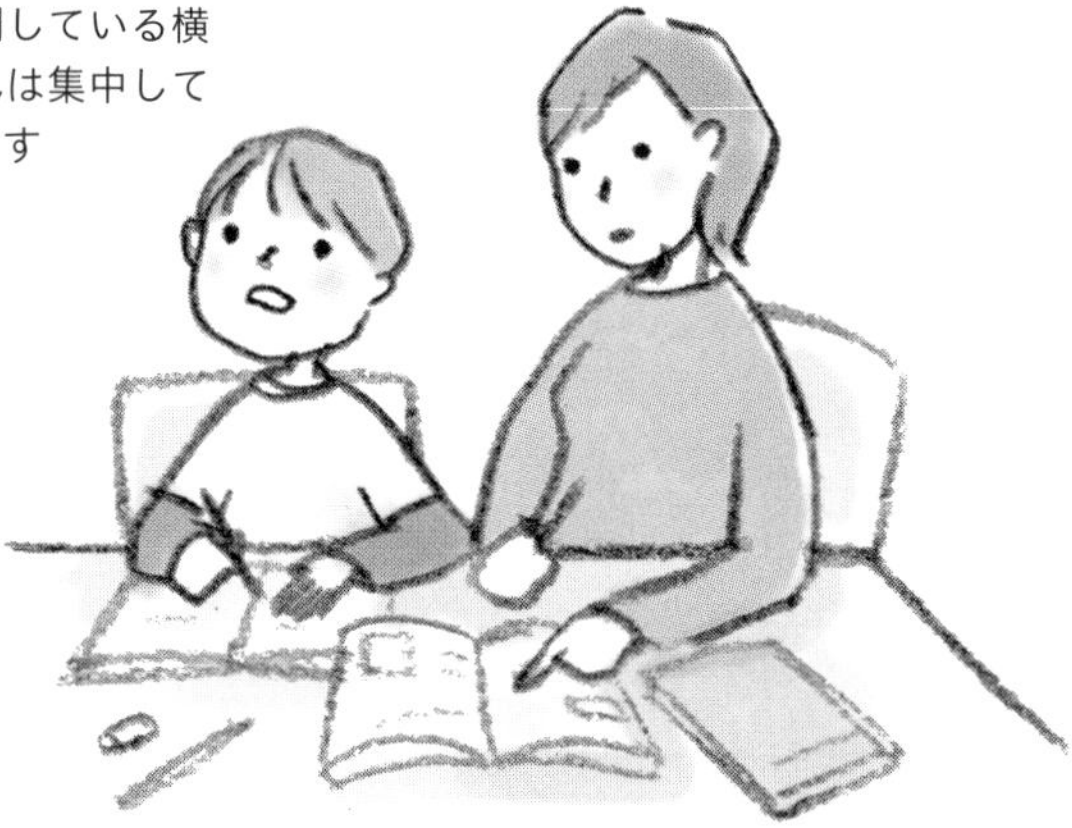

つききりで宿題をやらせる

Ａくんが帰宅したら、うがい、手洗いをさせ、宿題を出させる。夕食のしたくをする前に、Ａくんにつききり。

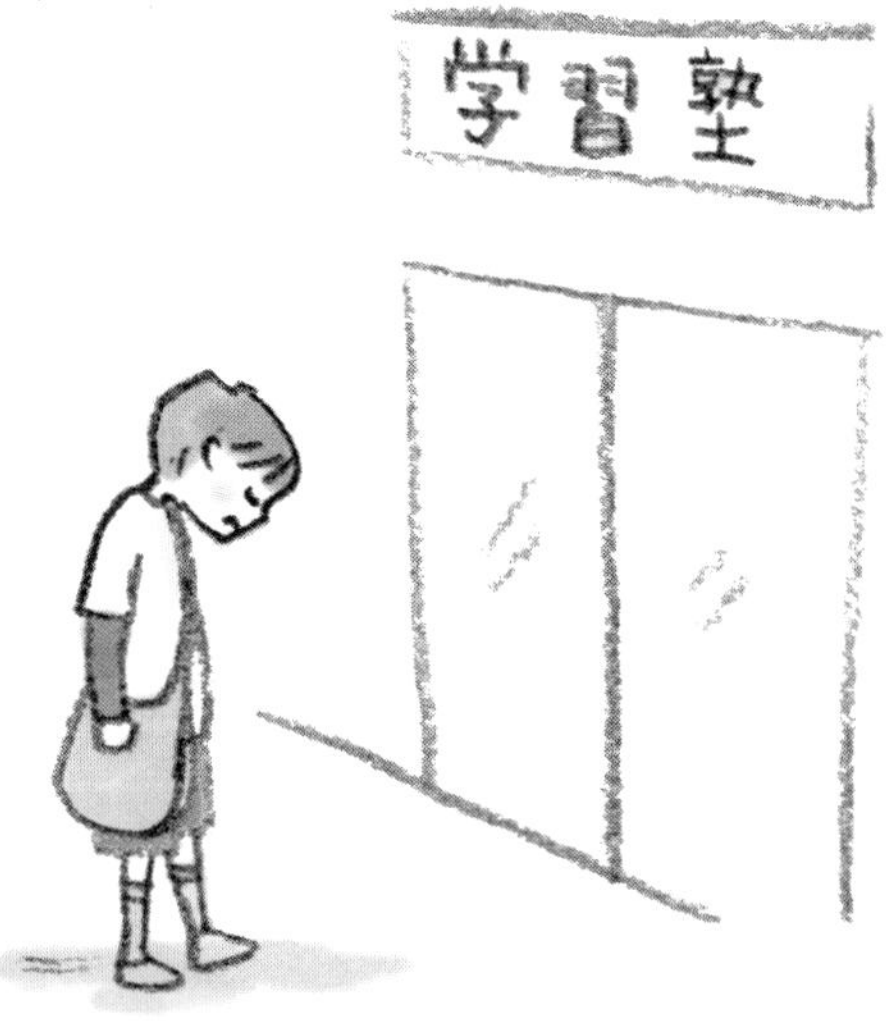

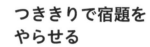

勉強の遅れが心配で

これまで習い事をいくつかやらせていたが、勉強が遅れているようなので、学習塾を増やすことにした。

スイミング、英会話、算数教室、ピアノに加え、学習塾が週２日。休みは日曜日だけに

朝ごはんはヨーグルト

Ａくんが疲れているだろうと思った両親は、朝、できるだけ寝かせておくことにした。そのため、起きてから家を出るまで忙しい。

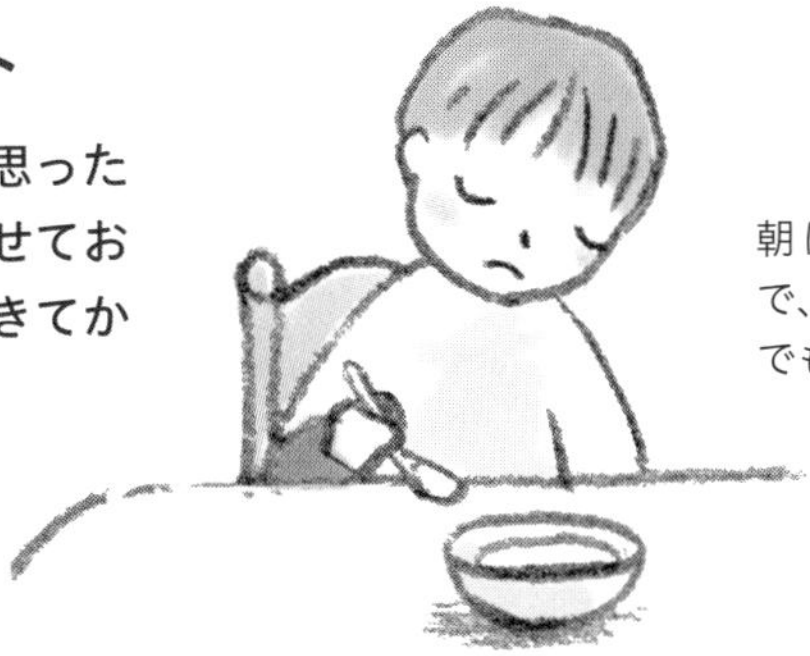

朝は食欲がないので、ヨーグルトだけでもいいことにした

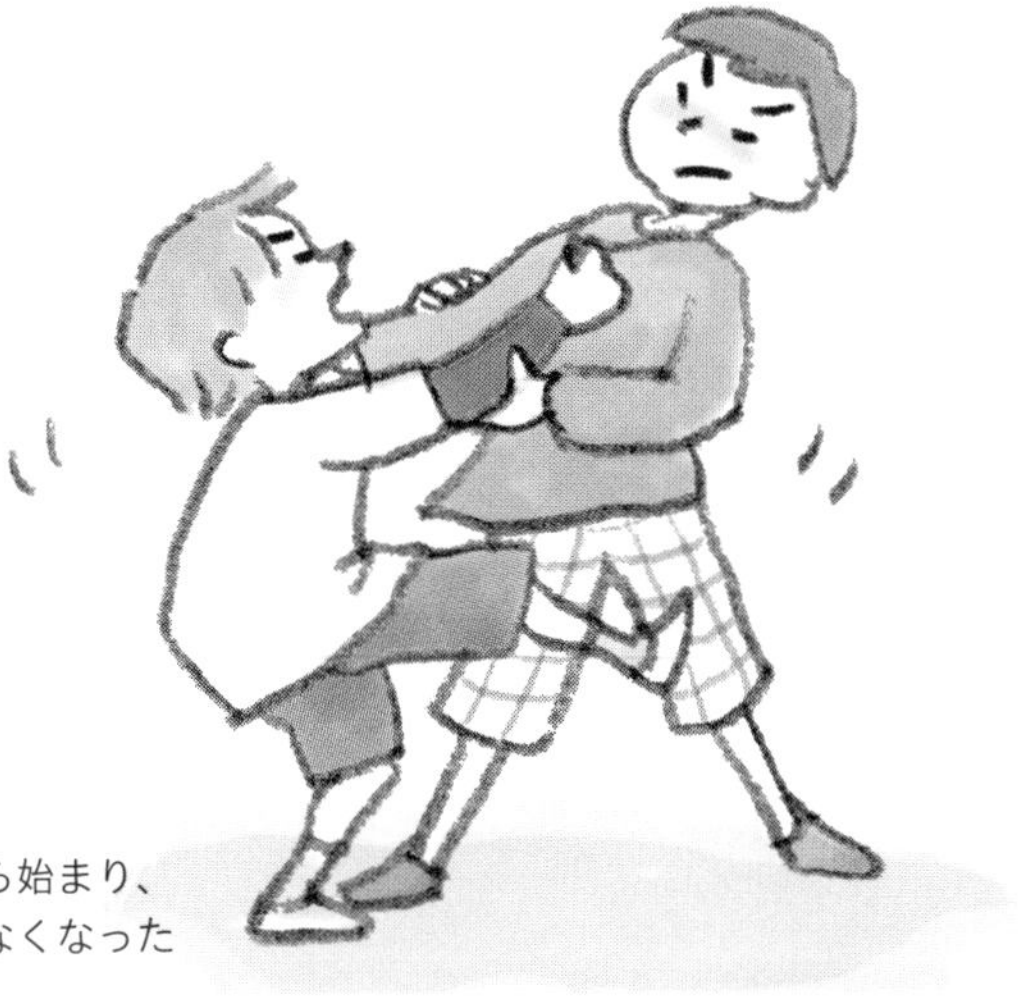

学校で友だちとケンカ

母親の努力の成果がみられないところへ、ある日、Ａくんはささいなことで級友とケンカに。

暴言から始まり、とまらなくなった

担任なりに「発達障害」について調べ、Ａくんのために忠告してくれたのだろう

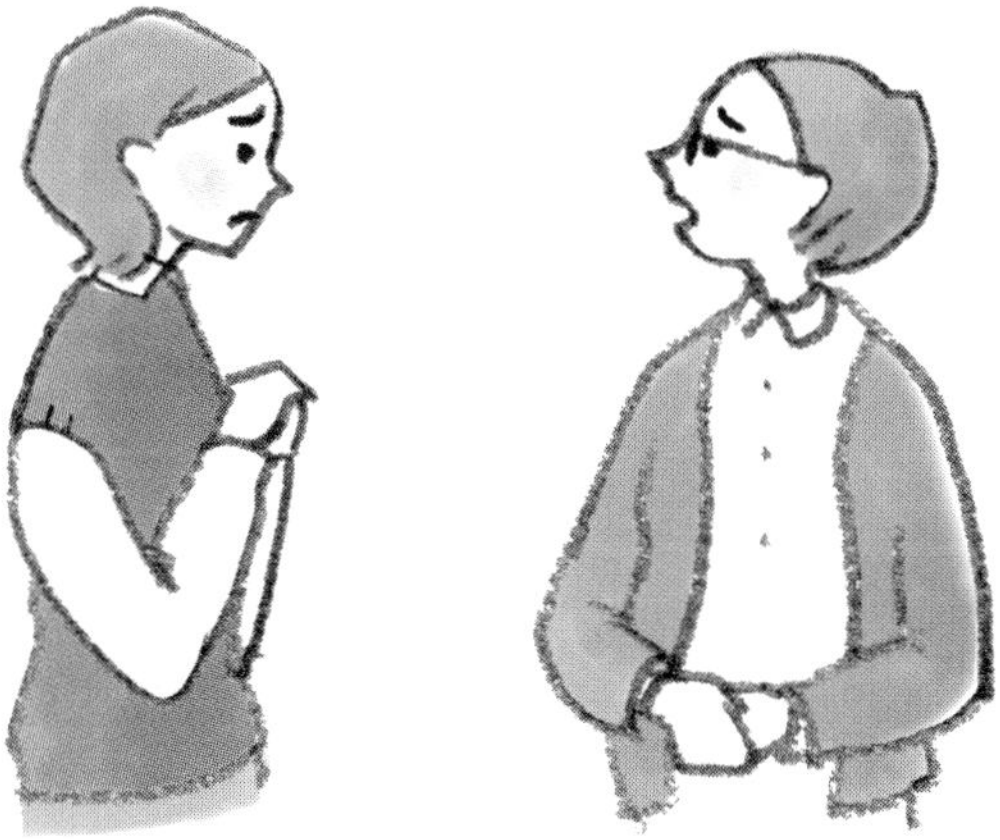

「発達障害」では、と言われる

ケンカのことで担任と面談した母親。忘れ物、落ち着きのなさ、不注意、衝動性などから、Ａくんは「発達障害」ではないかと言われる。

祖母にも言われる

「発達障害」という言葉は知っていた両親。祖母に電話で意見を聞いてみたら、「あんなに乱暴な子はいなかった」と言われ、やはりAくんは「発達障害」かもしれないと思った。

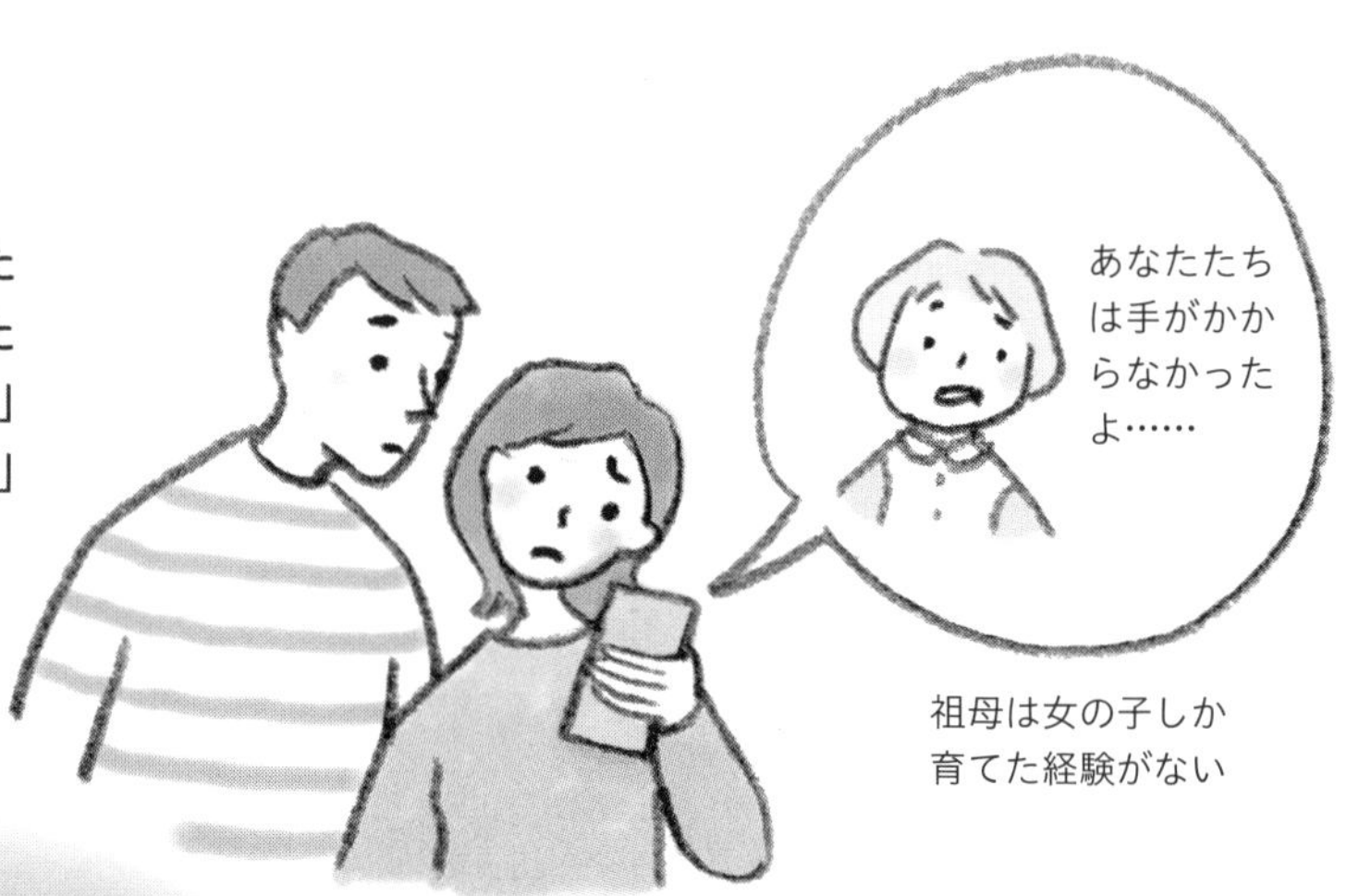
あなたたちは手がかからなかったよ……
祖母は女の子しか育てた経験がない

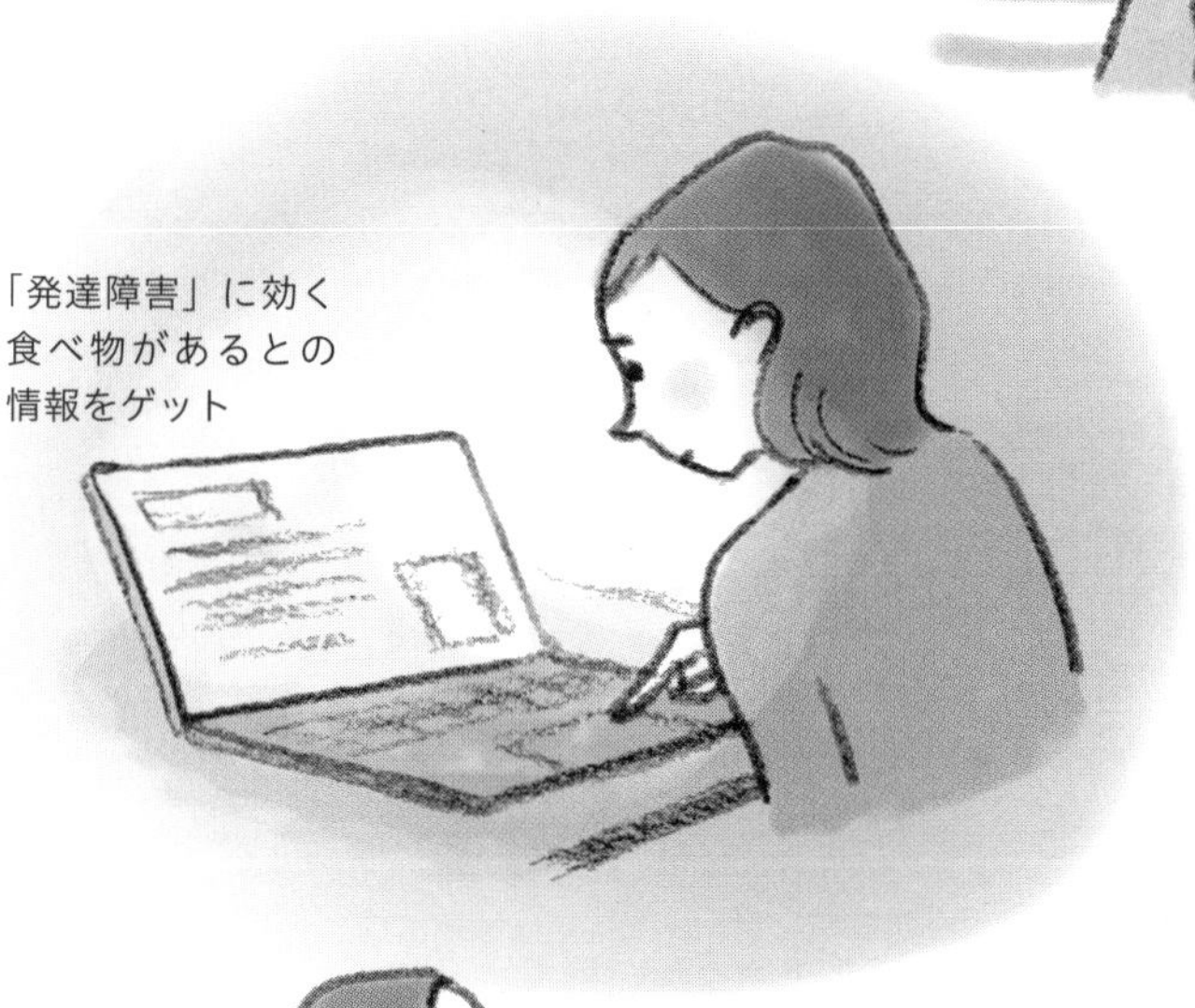
「発達障害」に効く食べ物があるとの情報をゲット

どうすればいいか悩んで

病院に行くのも気がひけて、インターネットでいろいろ調べたところ、いくつか自分たちにもできそうな対策がみつかった。

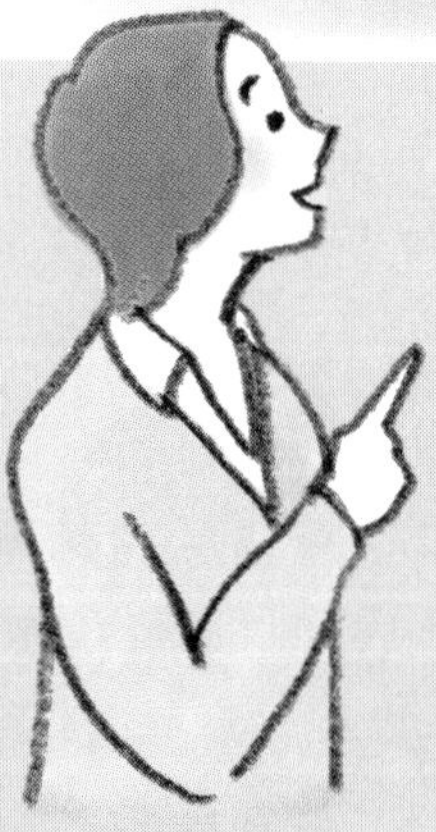

そもそもAくんは「発達障害」ではないかもしれません

両親は相談しながら、Aくんの面倒を一生懸命にみています。ところがその努力もむなしく事態は改善していないようです。Aくんが「発達障害」でないなら、ご両親は無効なことや逆効果なことをしている可能性があります。どうすればいいか、本書でみていきましょう。

1 まずは生活改善にとりくむ

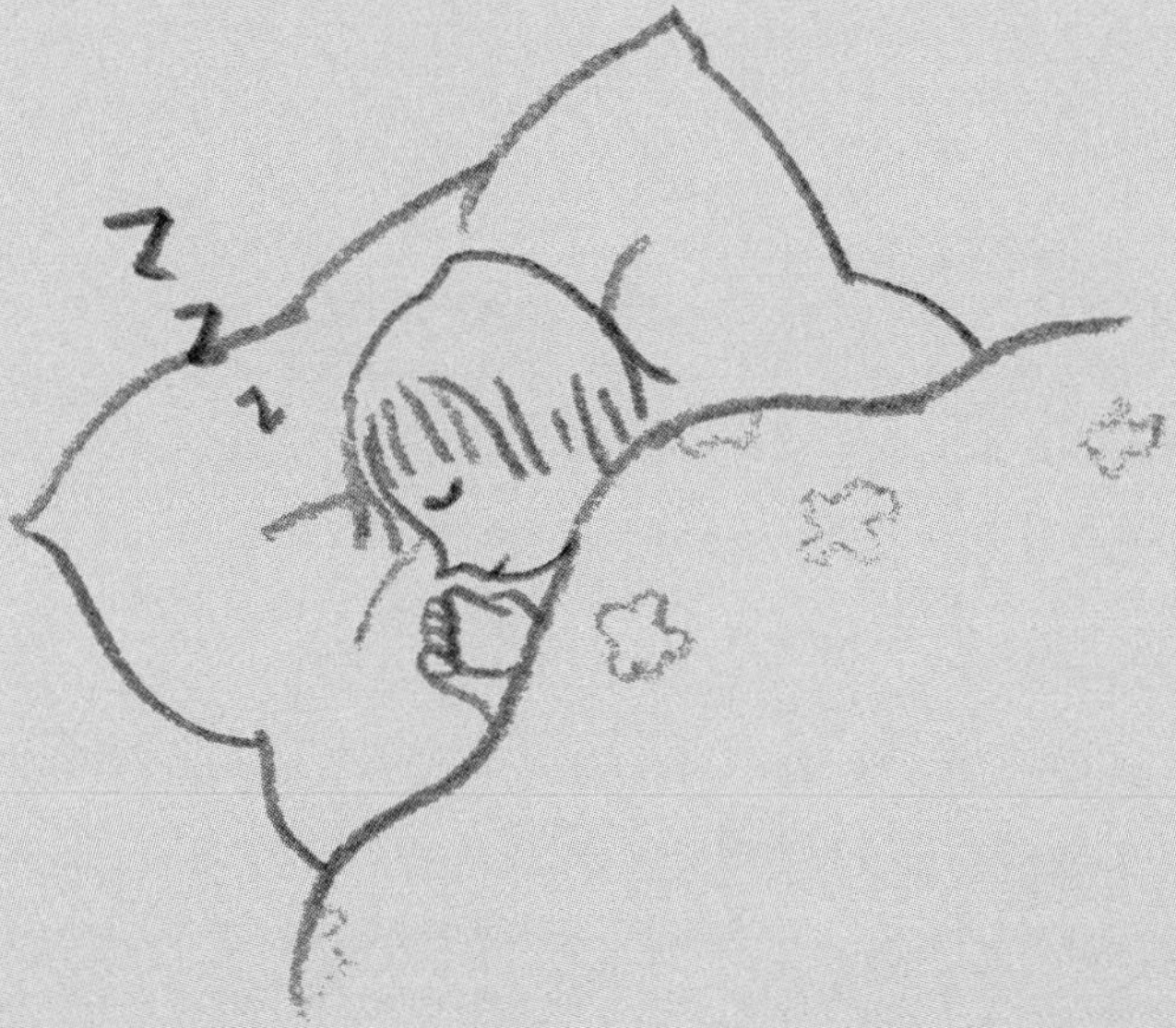

子どもが「発達障害」かもしれないと感じたり、
ほかの人から指摘されたりしても、すぐに決めつけず、
生活リズムを見直してみましょう。
睡眠不足になっていることが少なくないからです。

すぐに決めつけない。生活を見直そう

小学校の担任や養護の先生などから、わが子が「発達障害」ではないかと言われると、親は驚き、不安になるでしょう。ただ、その段階ではまだ確実なことはわからないと認識しておきましょう。

焦らず冷静に受けとめて

先生など家族以外から、子どもが「発達障害」ではないかと言われたら、まずは否定も肯定もせず、「そういう見方もあるのか」などと冷静に受けとめましょう。

そのうえで、どうして「発達障害」を疑ったのか、学校など外でのようすを尋ねてみます。家ではまったく思い当たることがないのに、学校では別のようすをみせる子どもも少なくないからです。

聞いた話をもとに、よく考えてみます。たとえ「発達障害」ではなくとも、子どもがなにかに困っていることは確かです。「発達障害」の症状のようにみえる言動は、そのSOSかもしれません。

「発達障害」を連想するのは

最近「発達障害」の子どもが激増しています。医学的に想定されるよりはるかに多い数字です。このなかには、本来は「発達障害」ではない子どもも含まれていると考えざるを得ません。なぜ「発達障害」を疑ってしまうのでしょうか。

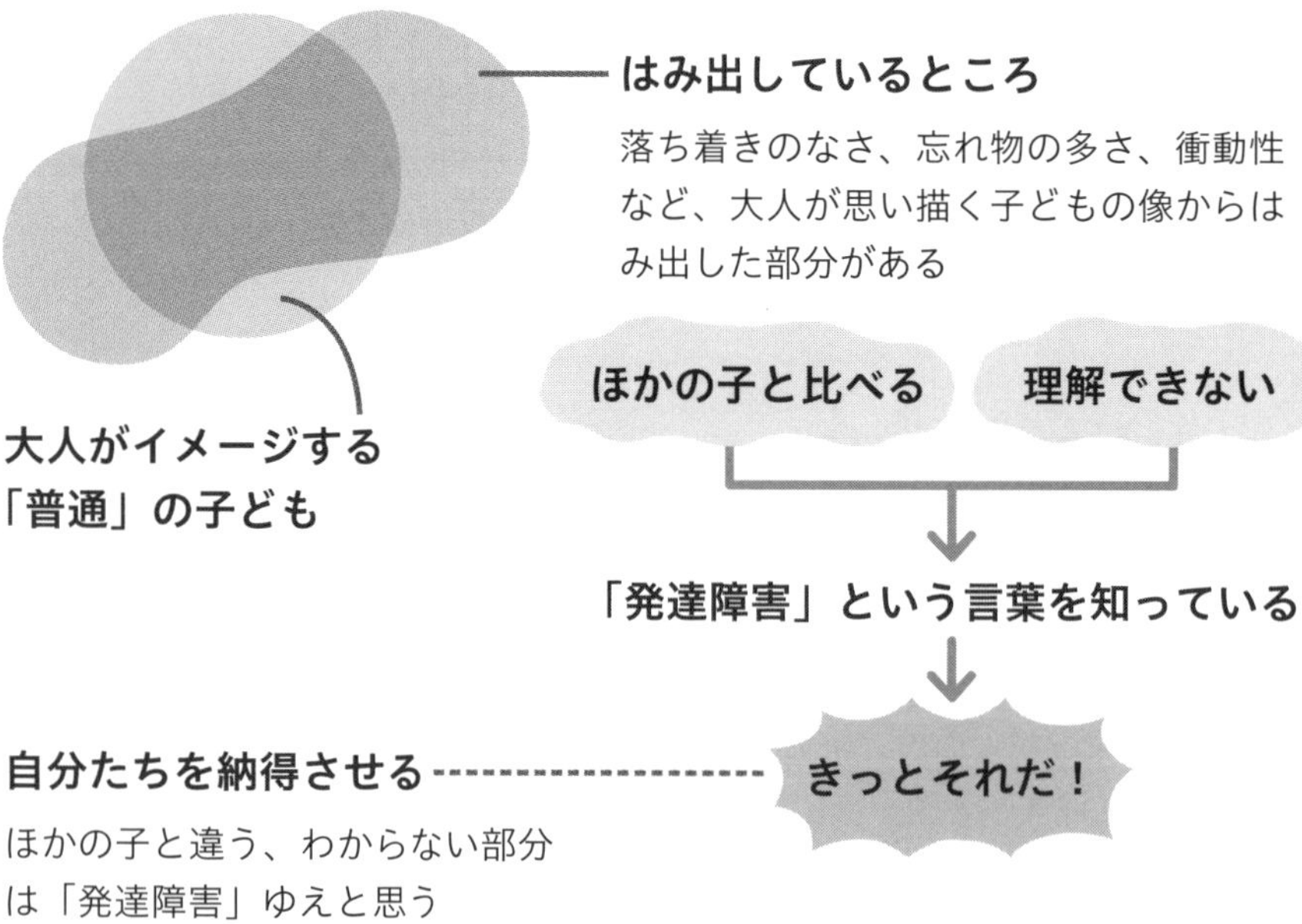
はみ出しているところ
落ち着きのなさ、忘れ物の多さ、衝動性など、大人が思い描く子どもの像からはみ出した部分がある
大人がイメージする「普通」の子ども
ほかの子と比べる
理解できない
「発達障害」という言葉を知っている
自分たちを納得させる
ほかの子と違う、わからない部分は「発達障害」ゆえと思う
きっとそれだ！

子どものためにできること

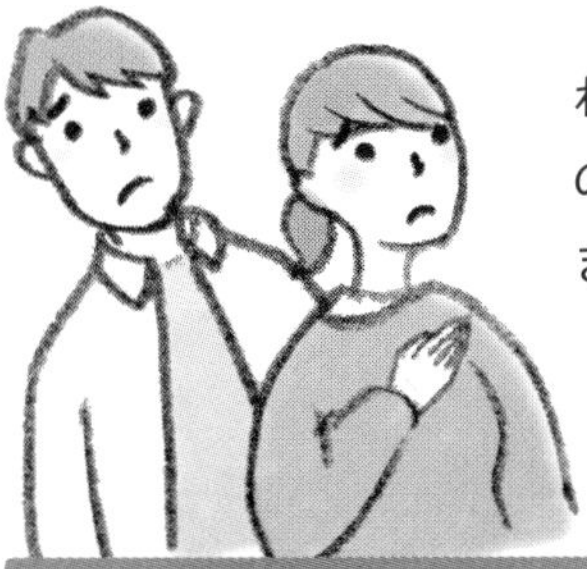

子どもが本当に「発達障害」かどうかにかかわらず、今、困っているのですから、なんらかの対応は必要です。医療を頼る前に、家庭でできることをしましょう。生活改善です。

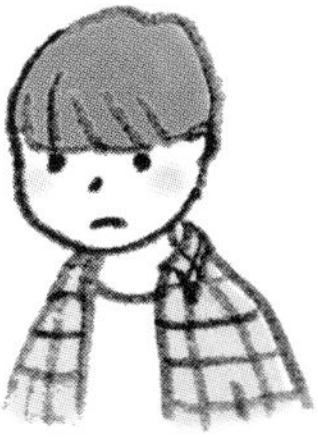

まず家庭でできることをしよう

生活を見直す！

生活の場は家庭。食事、睡眠など生活を見直し、リズムを整えるために生活改善をしよう

ネットで情報集め？

「発達障害」を疑う段階では、あまり役立つ情報はない。子ども本人をよくみるほうが大切（下記参照）

医療を頼る

受診・治療

本書で説明する生活改善などをおこなっても、子どもの症状が改善しない場合には検討してもよい。ただ、受診する医療機関は慎重に選んで（→ P98）

ネットの情報に注意

ネット上には「発達障害」のさまざまな治療法なるものがアップされています。ただ、その多くは誤情報。捏造《ねつぞう》論文もあります。

例えば頭に電極を当てる治療法はうつ病に適応されるもの、アロマはリラックス効果を得るもので「発達障害」の治療はできません。

特定の食べ物で「発達障害」が治るなどということもありません（→P23）。

早生まれでは？

小学校の低学年では、早生まれの子は遅生まれの子どもと体格や落ち着きの程度などが大きく違います。米国の調査＊によると、早生まれの子どものほうが、ADHDと診断される率が三四％も高いという結果が出ています。

これは日本も同様と考えられ、一〜三月生まれの子どもはADHDと診断されやすいといえます。

＊ Harvard Medical School の Jena らによる（2007 〜 09 年に生まれた 40 万 7846 人調査／米国では 9 月生まれが最年長、8 月生まれが最年少）

生活改善

規則正しい生活リズムをつくる

子どもが「発達障害」かもしれないと疑われたとき、なによりも優先したいのは生活リズムを整えることです。規則正しいリズムになるよう、生活改善にとりくんでください。

生活改善の３つのポイント

子どもの生活改善は、３つのポイントを押さえましょう。合い言葉は「早寝早起き朝ごはん」です。

① 朝日を浴びる

朝５～７時に太陽の光を浴びよう。窓越しの光でもかまわない。体内時計をリセットして、１日をスタート

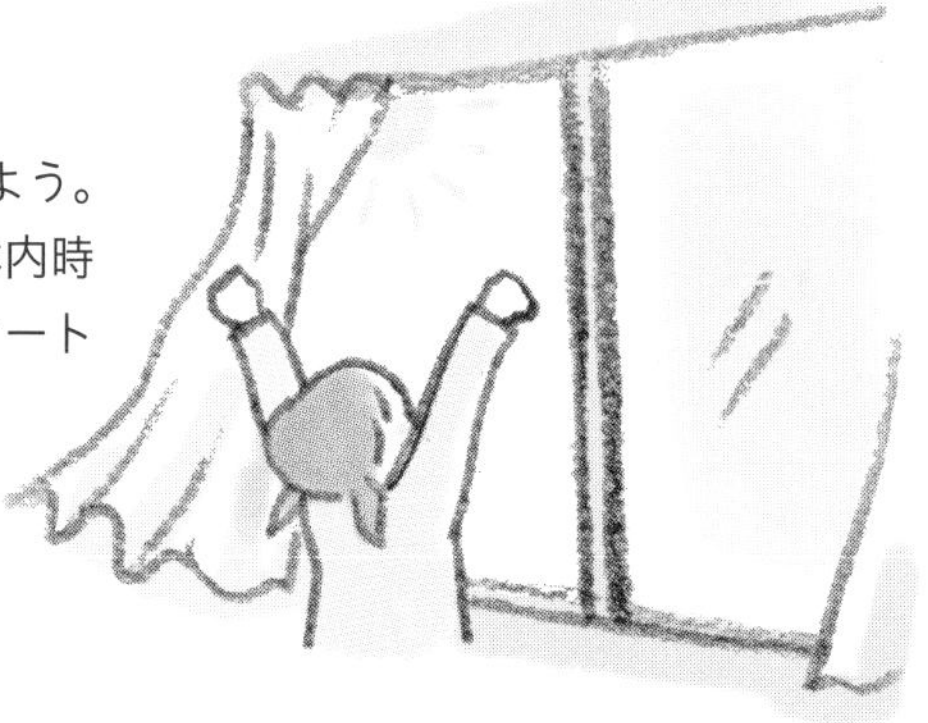

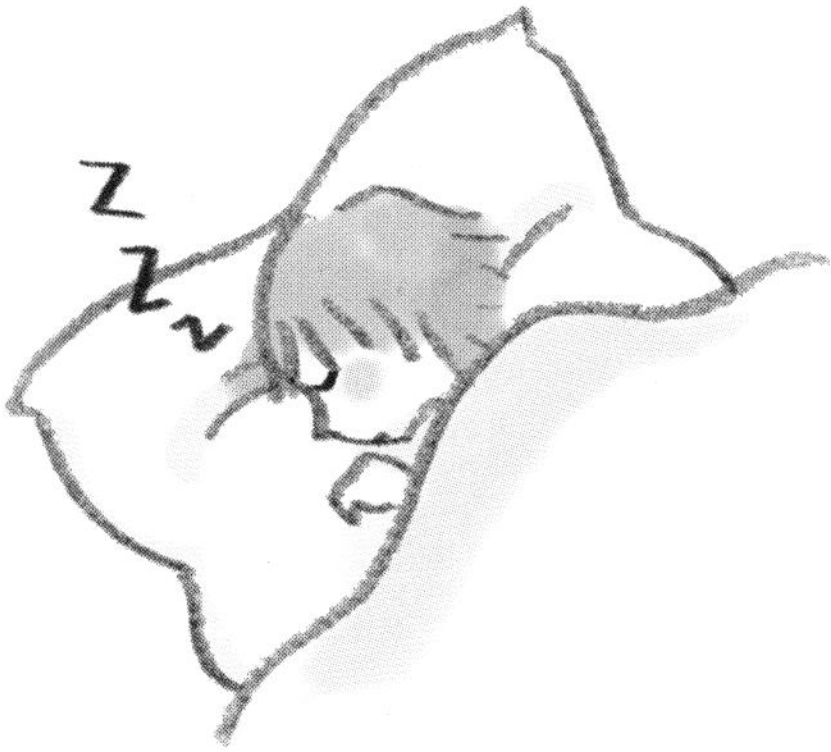

② 十分に眠る

「発達障害」のような症状が現れる大きな原因が睡眠不足。現代の子どもは睡眠時間が圧倒的に足りない。睡眠の大切さを知っておこう

③ 決まった時間に食べる

食事の時間を決めておくことは生活リズムを整えるうえで重要。とくに朝ごはんはしっかり食べさせたい

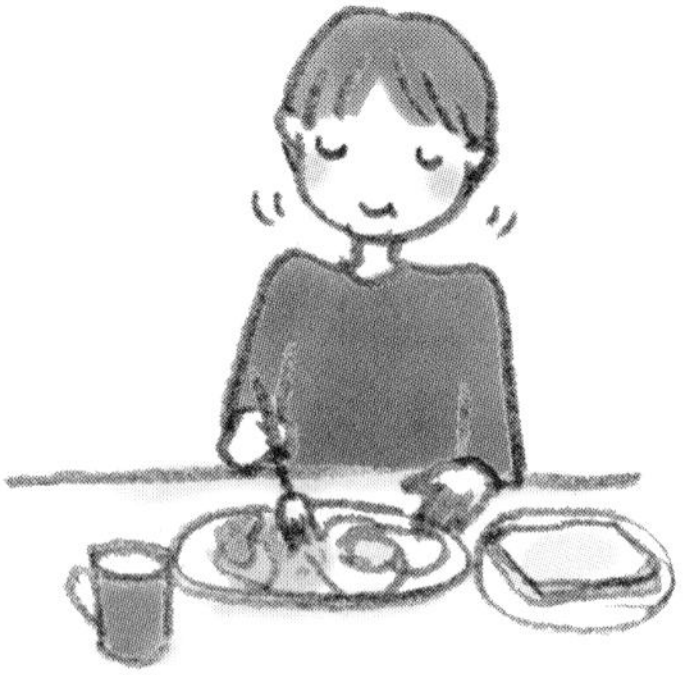

早寝早起き朝ごはんの生活リズムを

「発達障害」が疑われる子どもは、生活リズムがみだれていることがじつに多くあります。真っ先にとりくみたいのが、生活改善です。

　生活リズムを整えるだけで「発達障害」のような症状がなくなるなどと、信じられないかもしれません。また、数字で表せるような効果がみえないせいか、敬遠されがちです。しかし、実際には、これだけで症状がなくなった子どもがたくさんいるのです。その理由は第2章に詳しく述べています。

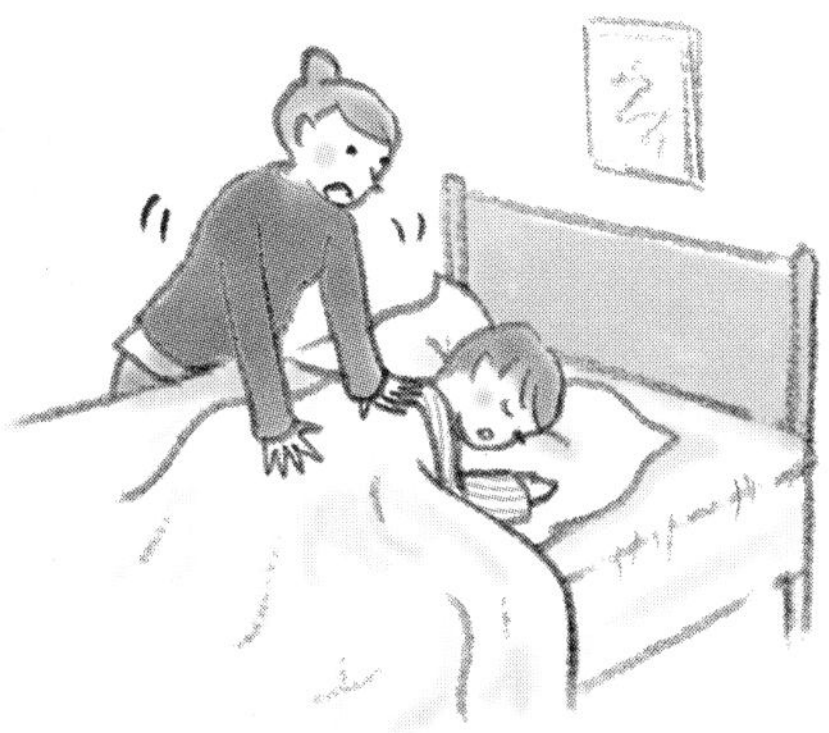

朝、起こすのにひと苦労の子どもは、生活改善が必要

生活改善の例

　これまで夜におこなっていたことをできるだけ朝や夕方にもっていきました。家族のだんらんは夕食時ではなく、朝食時に変更。時間的な余裕があるので、毎朝あわてずに、登園や登校ができるようになりました。

Bくん 5歳

改善前

7：00	起こす
7：30	起きる
7：40	朝食
8：00	登園
18：00	帰宅
20：00	夕食
21：00	父帰宅
23：00	就寝

改善後

6：00	起きる
6：30	入浴
7：00	朝食
8：00	登園
18：00	帰宅
19：00	夕食
20：00	就寝

▶父は 23：00 就寝、6：20 起床で、一緒に入浴することにした

Cさん 8歳

改善前

7：10	起きる
7：20	朝食
7：40	登校
17：00	帰宅 ゲーム、テレビ
20：00	父帰宅
20：30	夕食 宿題
21：30	入浴
22：30	就寝

改善後

6：00	起きる
7：00	朝食
7：40	登校
17：00	帰宅 入浴
18：30	夕食 宿題
20：30	就寝

▶小学校低学年のうちは宿題も多くないはず。就寝は 20：00 でもいい

睡眠

睡眠不足でイライラや不注意に

大人でも睡眠不足は心身にこたえます。まして子どもならなおさらのこと。生活改善、とくに睡眠不足の解消で「発達障害」のような症状がなくなった子どもはたくさんいます。

睡眠の大切さ

睡眠には、脳が活動しているレム睡眠と脳が休んでいるノンレム睡眠があります。レム睡眠とノンレム睡眠を４～５回くり返すと、十分に眠れたと感じます。レム睡眠とノンレム睡眠には、それぞれ役割があります。

成長ホルモンの分泌

骨や筋肉をつくり身長を伸ばす。「寝る子は育つ」ためのホルモン

▼足りないと

からだが成長しない

記憶の整理

レム睡眠中にその日に得た知識や情報が整理され、必要なものが脳に記憶される

▼足りないと

学んだことが記憶されない。新しい知識が頭に入らない

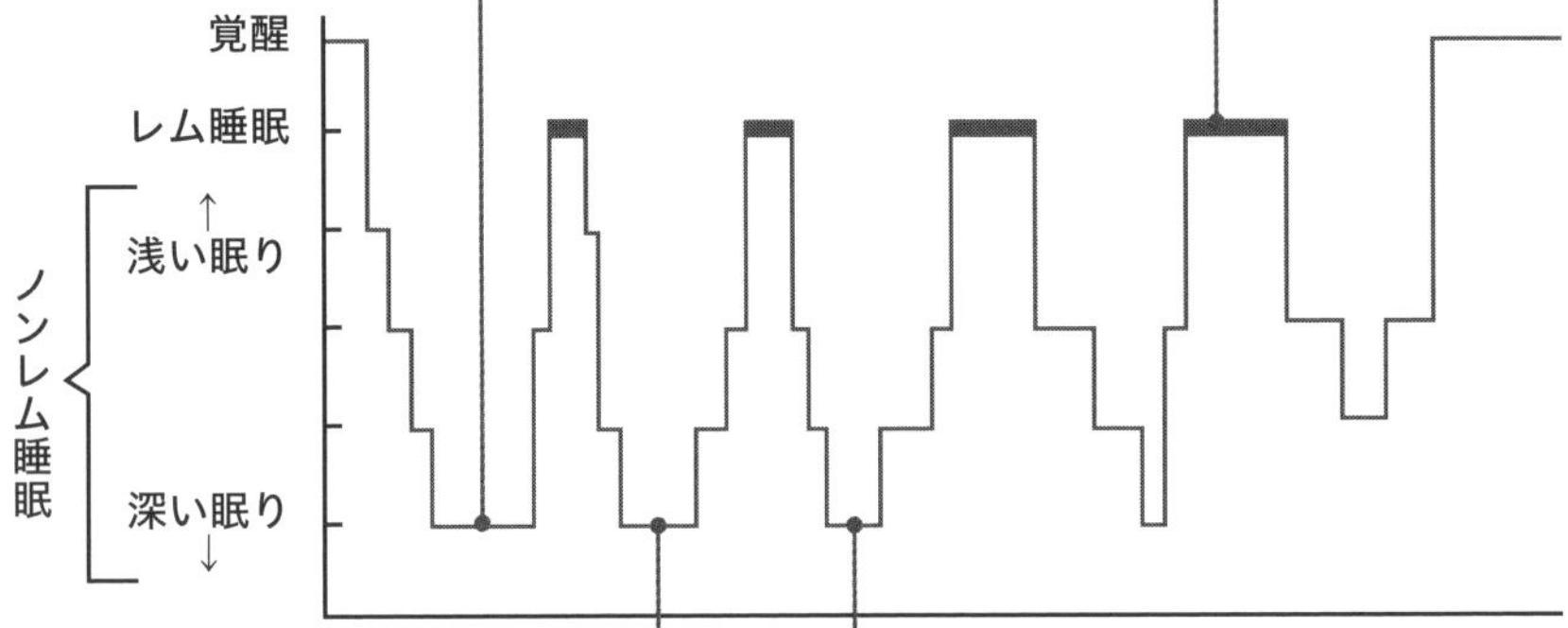

セロトニンの分泌

セロトニンは、こころの安定に必要な物質で、ノンレム睡眠のときに活性化するセロトニン神経から分泌される

▼足りないと

精神的に不安定になる

からだの疲れをとる

からだの疲れをとり、病気に強いからだにする

▼足りないと

疲れがとれない。疲労は病気の原因になることもある

睡眠不足になると

ホルモン分泌や疲労回復、記憶の整理などができず、影響は心身に現れます。そのとき睡眠不足を考慮しないままでは、「発達障害」を疑うことになりかねません。

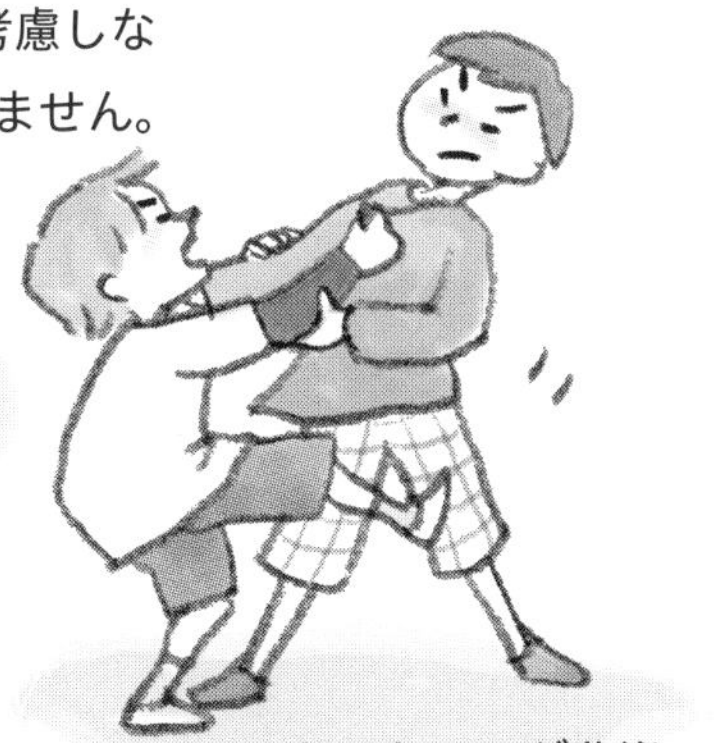

体調不良

疲労回復できていない。頭痛、腹痛、めまい、食欲不振などが現れる

イライラ

セロトニンが分泌されないと精神的に不安定になる

学力低下

記憶の整理がおこなわれない

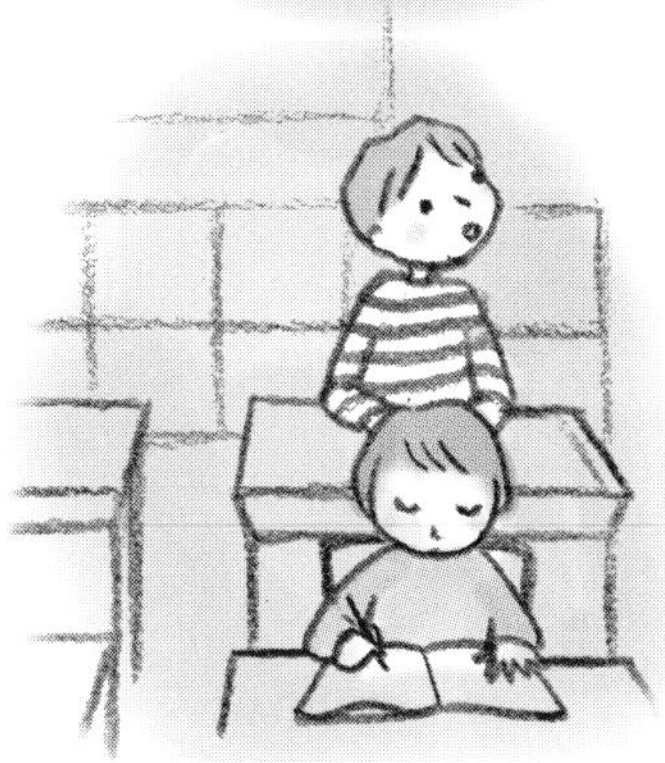

不注意

疲れているので集中できずボーッとする

成長が遅れる

成長ホルモンの分泌が不足して発達が遅れる。からだだけでなくこころの成長にも影響する

「発達障害」にみえるのは睡眠不足の影響大

眠ることは心身を成長させ、健康を保つうえで重要な役割をもっています。ところが睡眠不足になると成長ホルモンやセロトニンの分泌が不足したり、疲労がとれなかったりして、役割が果たせなくなります。その影響は、さまざまなかたちで心身に現れます。なかには「発達障害」の症状にみえるものもあります。

Q ちゃんと寝ているのに朝が不調です

自律神経の働きがうまくいかない起立性調節障害かもしれません。改善させるには、生活リズムを整えることが必須です。

生来の体質もありますが、快適すぎる環境も、自律神経の働きを弱くさせます。運動などで自律神経を鍛えましょう（→P25）。

八時間睡眠では全然足りない

子どもには十分な睡眠時間が必要です。「当たり前のことだ。わかっている」と思うかもしれませんが、子どもは八時間寝ればいいと考えていませんか。それでは確実に睡眠不足になります。

必要な睡眠時間

大人の睡眠時間が7時間だから子どもは8時間でいいというわけではありません。小学校低学年までは、10時間以上が必要です。

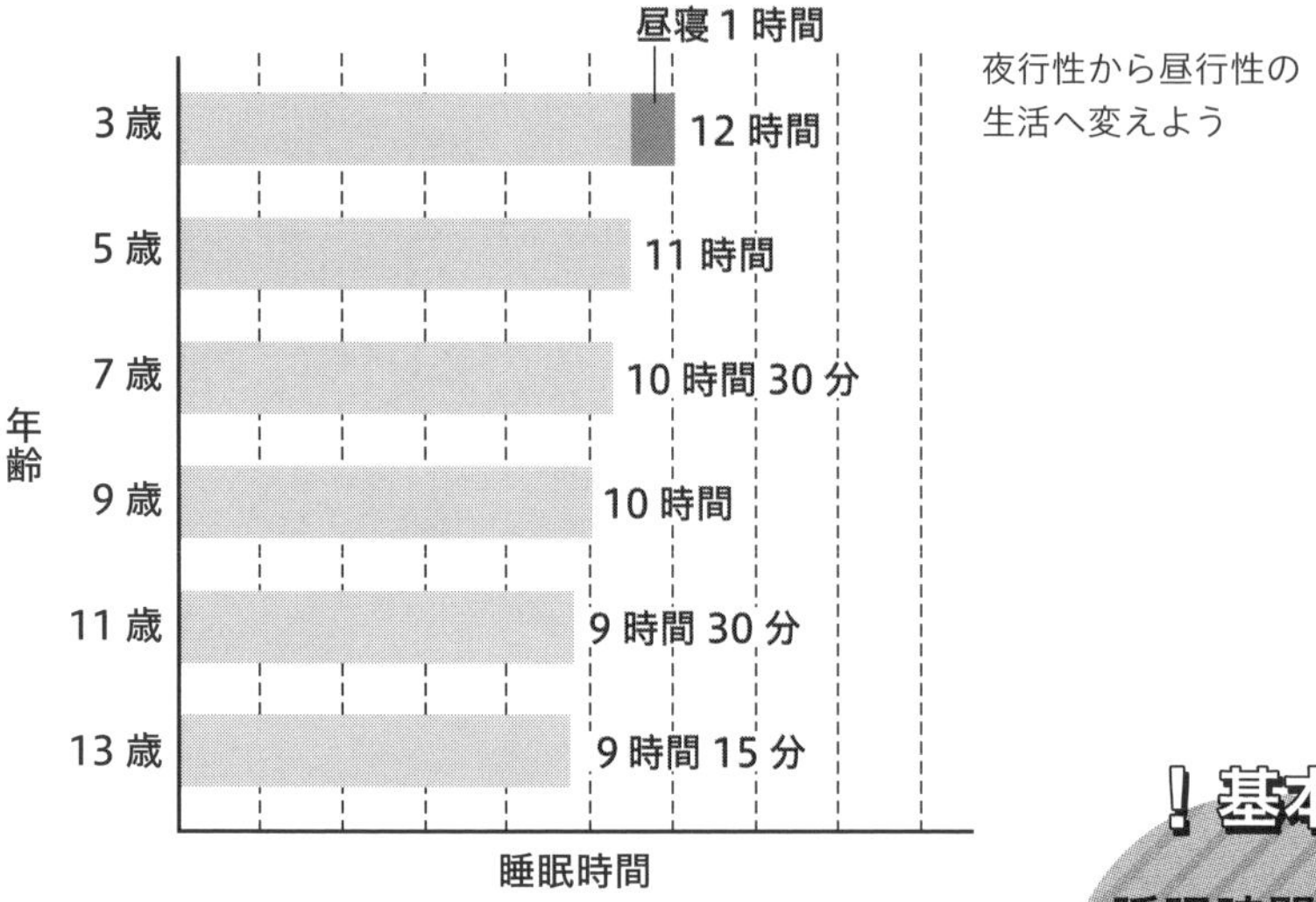
昼寝1時間
3歳
12時間
5歳
11時間
7歳
10時間30分
9歳
10時間
11歳
9時間30分
13歳
9時間15分
年齢
睡眠時間
夜行性から昼行性の
生活へ変えよう

Nelson,Textbook of Pediatrics,19th ed. より

就学前は
夜8:00〜朝6:00

小学生(低学年)は
夜9:00〜朝6:00

！基本
睡眠時間だけでなく、眠る時間帯も大切

生活全般が後ろにずれている

小学生の睡眠時間は一〇時間が理想です。未就学の子どもは、さらに長時間の睡眠時間が必要で、五歳なら一一時間必要です。

人間は本来、昼間活動して夜は休む動物です。ところが現代の子どもは勉強や習い事、ゲーム、親の仕事などで、生活全体が後ろにずれてしまっています。朝起きる時間は後ろにずらせないので、睡眠不足にならざるを得ません。

一〇時間の睡眠時間をとろうとするなら、夜八時から朝六時が望ましい時間帯です。夜八時に寝るのが難しいなら、せめて夜九時までには寝かせてください。九時間は睡眠時間がとれます。

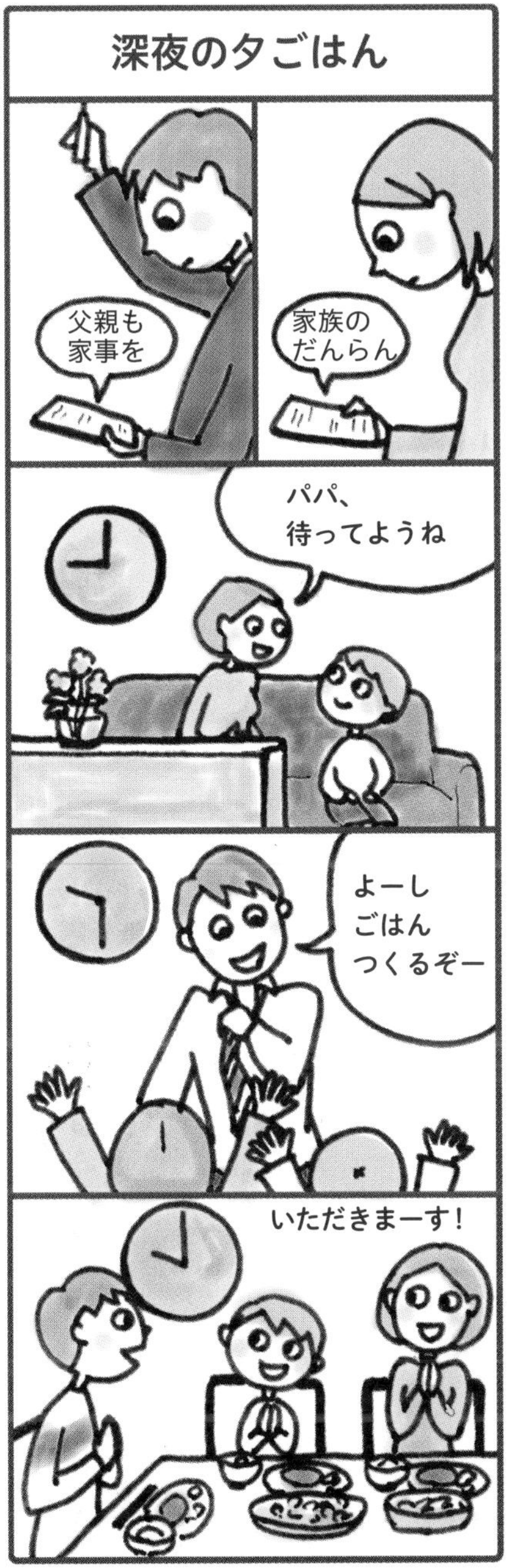
深夜の夕ごはん
父親も家事を
家族のだんらん
パパ、待ってようね
よーしごはんつくるぞー
いただきまーす！

子どもの就寝時刻

現代の子どもたちの就寝時刻を調べた調査によると、寝る時刻がとても遅いことがわかります。

夜10時以降に寝る割合

夜 10 時以降に寝る子は約 3 割もいて、幼い子ほど多い

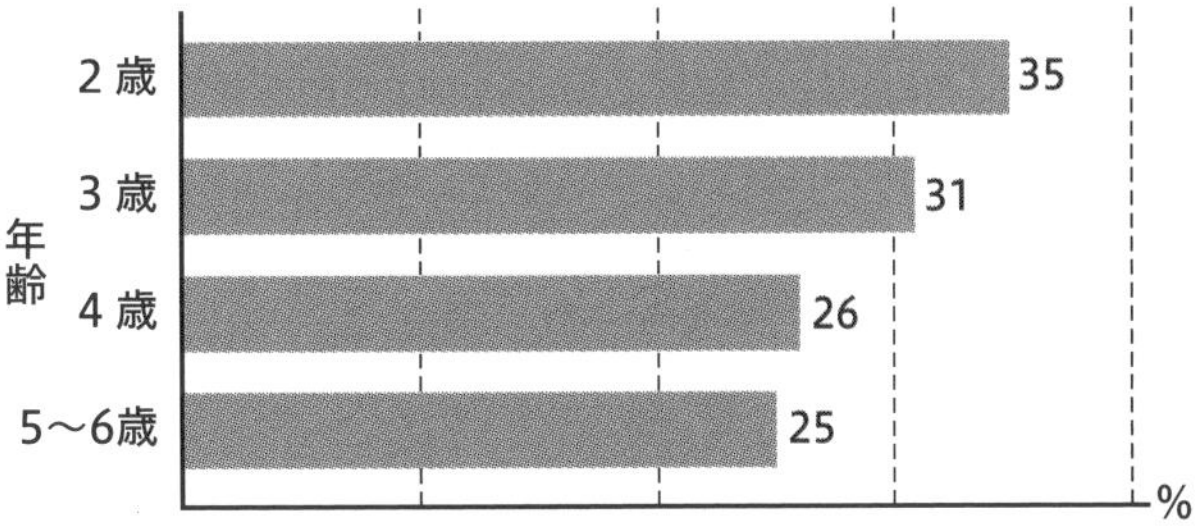

平成22年幼児健康度調査報告書（社）日本小児保健協会

小学生（低学年）の就寝時刻

4 年生以降では夜 9 時までに寝る子は 6 〜 8 %以下に

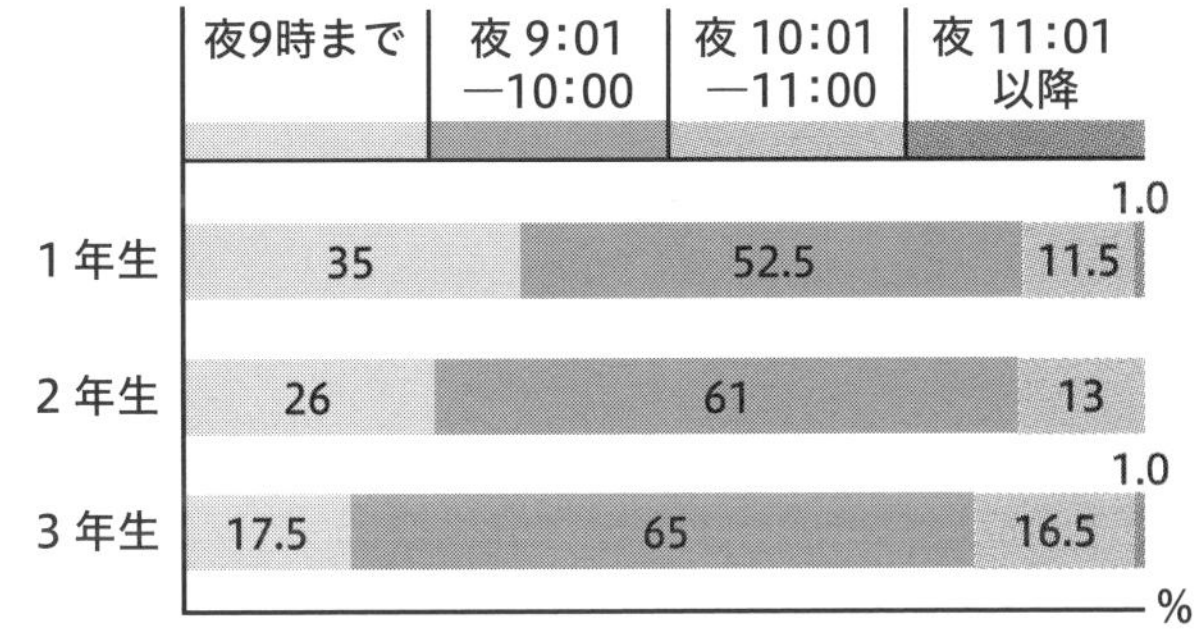

2023年10月調査「小学生白書WEB版」学研教育総合研究所より一部抜粋

なぜ寝るのが遅くなる？

- なんとなくだらだら
- 習い事による影響
- テレビ
- 夕食が遅い
- 父親の帰宅を待っている
- 寝る直前の入浴
- 宿題などの勉強
- ゲーム

寝る時刻が遅くなる理由はさまざま。また、入浴が寝る直前になると、入浴後すぐは体温が高いので寝つけなくなる

勉強より寝る時刻が大事

子どもを夜九時までに寝かせるのは難しいと思うかもしれませんが、心身の健康のため、ぜひ実行しましょう。とくに「発達障害」を疑われるような子どもなら、九時就寝は必須です。

「早起き」からスタートしよう

夜九時に寝かせるのが難しいのはなぜか、理由を考えて対応していきましょう。多くの親が気にするのが勉強。学年が上がるにつれて、勉強や習い事がその理由に上るかもしれませんが、大切なのは子どもの心身の健康です。

睡眠時間を改善するには、早起きからスタートするといいでしょう。早寝から始めると、眠くない子どもを布団に入れることになるので、まず寝ません。最初は少し睡眠不足になるでしょうが、早く起こし、一日活動的に過ごせば、その夜から早く寝るようになります。一週間ほどで、早起き・早寝が習慣づいていきます。

早寝にするヒント

夜９時までに寝かせるために、下記をヒントに、いろいろな方法を試してみましょう。

！基本
寝る時刻を決める

暗くする

寝る前には目に入る光量を下げていく。部屋の照明は暗くする。テレビやスマホは光量の点からも使用をやめる

理由を話す

睡眠がいかに大切か、その理由を子どもに教える。子ども自身が、やりたいことより寝ることが大切と理解できるように

入浴は朝にする

夜はシャワー程度にする。早起きして入浴すると、しっかり目が覚める効果もある

起きる時刻を早くする

早起きからスタート。早く起きれば夜には自然に眠くなってくる

テレビやスマホはつけない

寝る１時間前までに、テレビやスマホは使うのをやめる。興奮すると眠くなくなる

学習塾や習い事があるなら

「寝る時刻が遅くなってもしかたがないから、宿題（勉強）をやりなさい」は厳禁です。じつは勉強の時間を長く・遅くすることは、勉強の成果を上げるためには逆効果です。ではどうするか……。下記のような方法をとってみましょう。

平日スケジュールの例

16：30	帰宅
17：00	夕食
18：00	習い事（塾）
20：00	帰宅
21：00	入浴 軽食をとることも 就寝
6：00	起床
7：00	勉強
7：40	朝食 登校

平日の例を挙げたが、その習い事は本当に必要かどうか、再度考えてみよう。子どもがヘトヘトになっていないか？

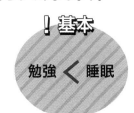

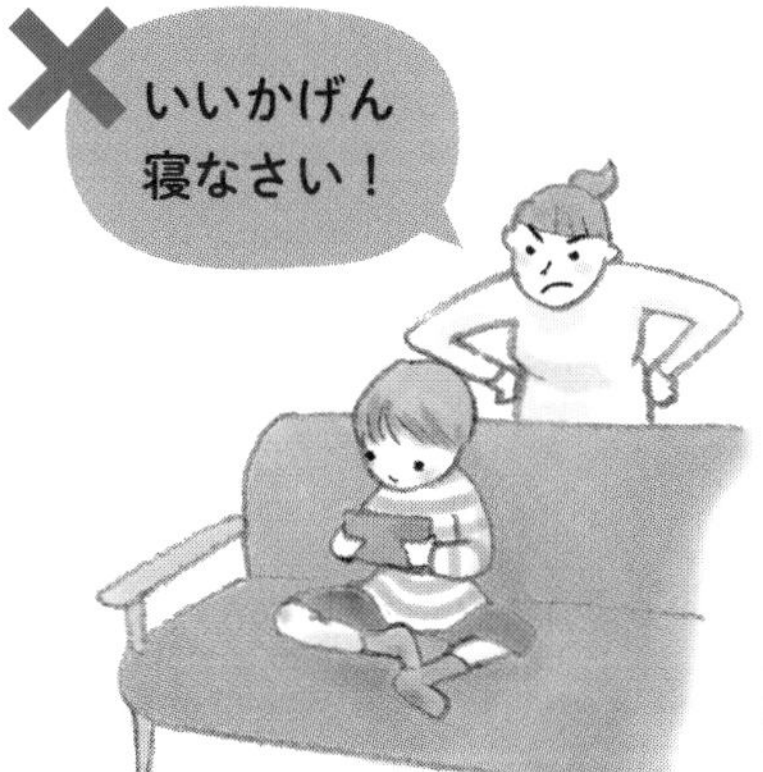

勉強したらゲームをしていい、と決めている家庭もあるが、そのルールは見直しを（→ P28）

！基本

勉強 ＜ 睡眠

帰宅したら休む

帰宅したら、うがい、手洗い、すぐ勉強、では脳が休まる暇がない

夜は脳も疲れている

夜遅くまで脳を働かせると、疲れてしまい、それ以上、知識や情報が入らなくなる

しっかり眠らせる

睡眠中に記憶の整理をするからこそ、新しい知識が入っていく。しっかり寝るほうが学習の効率は上がる

減らす

優先順位を考え、必要のない習い事や塾は減らす。とくに「発達障害」のようすがみられる子どもは、勉強の負担が大きいこともある

朝の時間を活用

塾や習い事から帰宅したら、なにもせずにリラックス。復習などは翌朝に。学校の宿題も朝にする

夕食は軽めに

夕食は、塾や習い事に行く前に食べるか、帰宅してから軽く食べる程度にすると、寝る時刻が遅くならない

食事

朝はしっかり、夜はあっさり

朝ようやく起きてきた子どもが、食欲がないまま食卓につき、食べ物を無理やり口に押し込んでいる……。
生活リズムを整えるには、「早寝早起き朝ごはん」で、食事のうちでも朝食が重要です。

おなかがすいて朝ごはん

朝食をとるためには、十分に眠ることが必要です。朝起きたとき、空腹感があると、朝ごはんをおいしく食べられます。

十分に眠る

一日の活動に備えて、エネルギーをためるために、朝ごはんはしっかり食べる

睡眠中には副交感神経が働き、消化活動が進むので、朝は空腹になっている

空腹感

朝食

とりたい栄養

糖質
ごはんやパンなどの主食からブドウ糖をとる

たんぱく質
豆類や卵、肉類などからアミノ酸をとる

酸素 ＋

脳が働く
からだが動く

脳やからだを動かすためには、ブドウ糖、アミノ酸、酸素が必要。酸素は血液から供給されるが、あとの2つは食べ物からしか供給できない

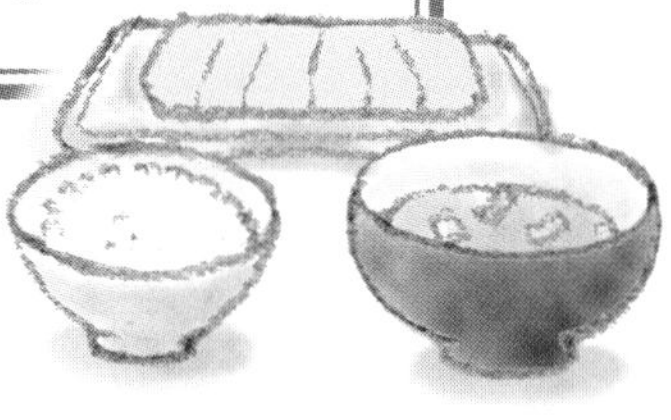

糖質とたんぱく質がとれるメニューを

朝食前と夕食後に時間の余裕をもとう

朝起きてきた子どもが「おなかがすいた」と朝食を食べるのが理想的。そのためには十分な睡眠をとり、起きてから食事をとるまである程度の時間があることが必要です。早起きして宿題をしたり、散歩をしたり、朝食の準備のお手伝いをするのもいいでしょう。

夕食は食べたものの消化がすんでから寝られるように、就寝時刻の二時間前まではすませます。

朝食は一日の活動に備えてエネルギーをためるため、しっかり食べ、夕食は胃腸に負担をかけないように、あっさりめにしましょう。栄養バランスは一週間単位で考えるとよいでしょう。

また、食事中にはテレビを消して、食事に集中させます。

夕食後はリラックス

夕食をとったら、２時間ほどはリラックスして消化を促します。できるだけ、消化のよいものを、少量にするとよいでしょう。

夕食

あっさりメニュー
鶏肉や卵など、たんぱく質を含む食材のスープや、具だくさんの雑炊などがおすすめ

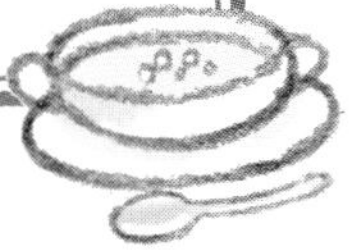

↓ リラックスして、おしゃべりや、ボードゲームをしてもいい。ただし勝ち負けにこだわるなど興奮しないものを

眠くなる

↓ 照明を落とすなどして眠りにさそう環境づくりを

就寝

Q 偏食があります

子どものうちは、誰でも食べ物の好き嫌いはあるものです。細かく刻むなどの工夫も大切ですが、親が食べさせたいものを最初に出すといいでしょう。睡眠が十分とれていて食欲があれば、嫌いなものでも食べてしまうことも。

発達障害のある子どもは偏食が少なくありませんが、通常の好き嫌いレベルとは少々違います。

Q 発達障害の原因はミネラル不足ですか

ミネラルをとれば発達障害が治るなどという記事をネットでみることがあります。発達障害はミネラル不足が原因ではないので特定のミネラルをとっても発達障害が改善することはありません。

栄養バランスがかたよった食事は発育に影響します。間違った情報に惑わされず、バランスのよい食事をこころがけましょう。

運動

自然のなかで「命を守る力」を鍛える

子どものうちに身につけておきたいことのひとつが「命を守る力」です。できれば五歳ごろまでに、生きていくために環境に順応する力をつけさせたいのですが、何歳からでも間に合います。

幼児のうちから

快適な環境のなかで育てられ、大人が防衛的な環境を用意するので、子どもは「命を守る力」が身につきません。それがさまざまな症状となって現れます。

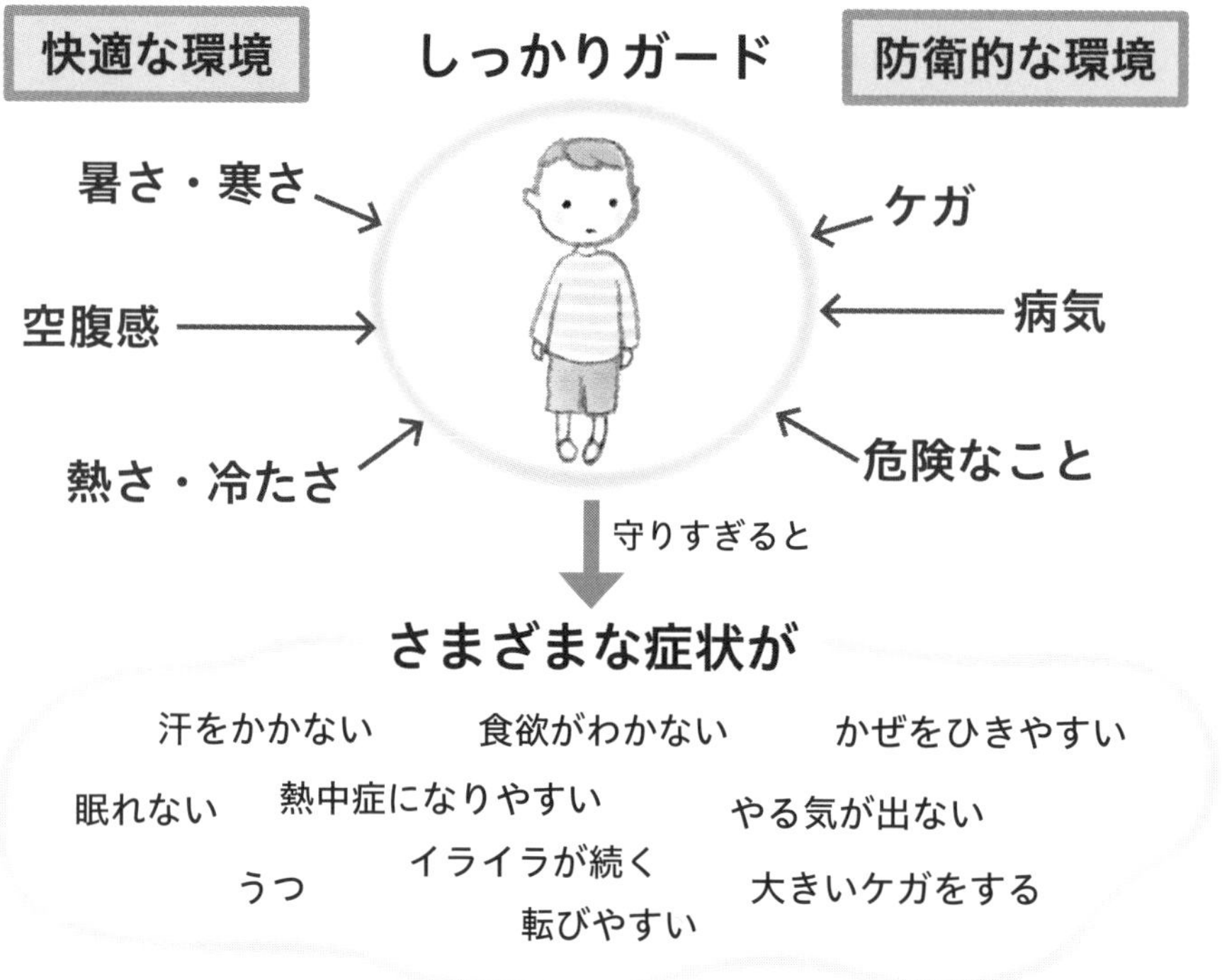
快適な環境
しっかりガード
防衛的な環境
暑さ・寒さ
ケガ
空腹感
病気
熱さ・冷たさ
危険なこと
守りすぎると
さまざまな症状が
汗をかかない
食欲がわかない
かぜをひきやすい
眠れない
熱中症になりやすい
やる気が出ない
うつ
イライラが続く
大きいケガをする
転びやすい

運動能力とは別の生きていく力

現代はエアコンなどの住環境の変化で、だれもが快適な空間で生活できるようになっています。そのため、子どもは環境への適応力が鍛えられていません。いざというとき危険を察知したり、無意識のうちにからだを守ったりする力が身についていないのです。

さらに、徹底的な除菌など大人が子どもを守りすぎている側面もあります。安全に、清潔に、快適には大切なことですが、いきすぎると子どもの「命を守る力」が育たなくなります。

「命を守る力」は、自然のなかで育まれます。少し厳しいくらいの体験をさせましょう。

自然を体験する

転んでも手が出ずに顔をケガするのは、守りすぎの証拠です。転ぶ前に手を出すのはやめましょう。転ぶ体験も必要なのです。

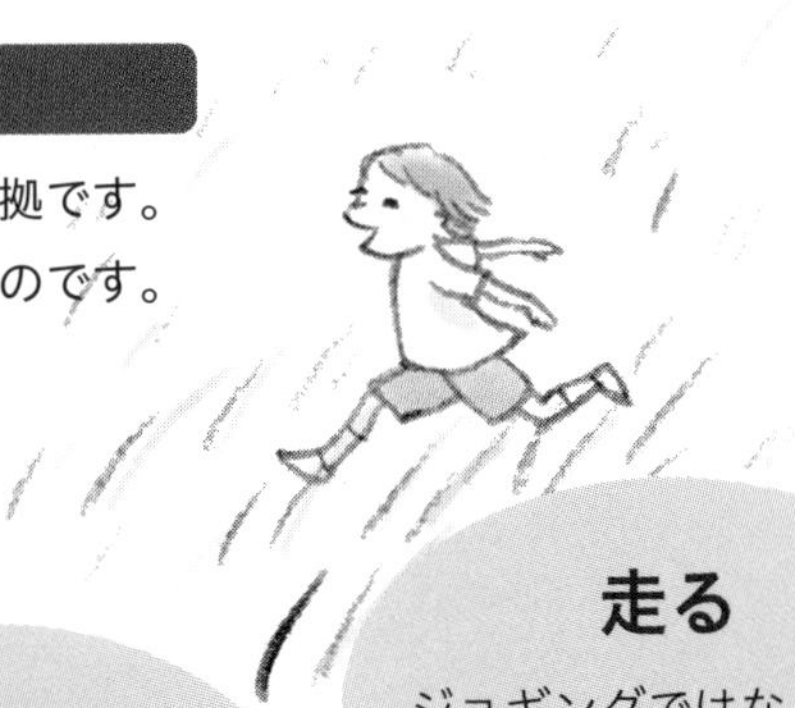

こんなことしたことある？

- チョウやトンボ、バッタなどの昆虫をつかまえたこと
- 海や川で貝をとったり、魚を釣ったりしたこと
- 大きな木に登ったこと
- ロープウェイやリフトを使わずに高い山に登ったこと
- 太陽が昇るところや沈むところを見たこと
- 夜空いっぱいに輝く星をゆっくり見たこと
- 野鳥を見たり、鳴く声を聞いたこと
- 海や川で泳いだこと
- キャンプをしたこと

「青少年の体験活動等に関する意識調査」
（独）国立青少年教育振興機構による調査の項目

走る

ジョギングではなく、草原を思い切り走るなど

少し冒険する

高い木に登るなど、冒険を止めない。近くで見守っていればいい

大声で笑う

大声で笑ったり、泣いたりしても「うるさいから」などとがまんさせないで

泳ぐ

温度管理されたプールなどではなく、自然の水辺で冷たさを体感させよう

自律神経を鍛える方法はほかにもある

ここに挙げた「命を守る力」を鍛える方法は、自律神経を鍛える方法でもあります。自律神経は、気温、湿度、気圧など環境の変化に対応するよう働いています。

自律神経の働きを活発にするには自然を体験することが必須ですが、日常的にもできることがあります。運動はもちろんですが、とくにリズム運動が有効です。ダンスでなくても音楽に合わせてからだを動かすだけでかまいません。

熱さ・冷たさを体験するには、シャワーを利用しましょう。入浴時に、熱めの湯と水を交互に手先と足先にかけます。

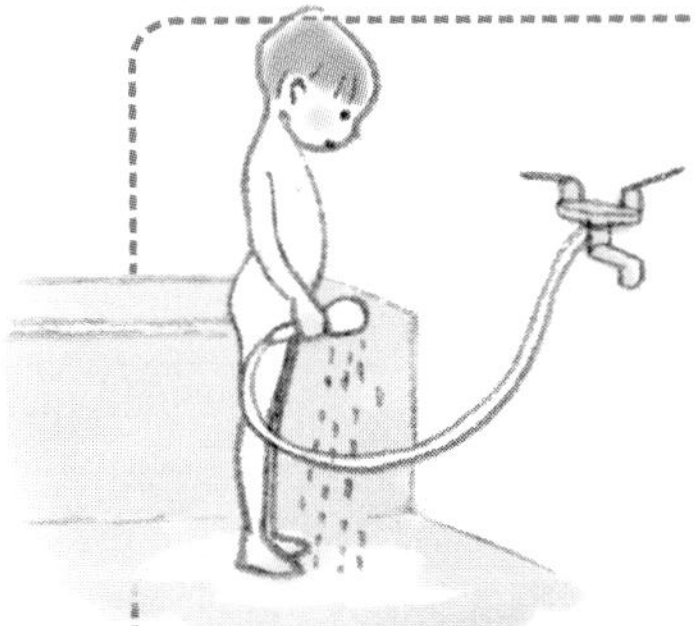

湯と水のシャワーを
1分ずつ 10 回が目安

具体策1

帰宅の遅い父親を待っているなら

Dくんは４歳。
父親が大好きで、会社から帰ってくるのを待っています。
９時には寝かせようとするのですが、
父親が帰宅するととびおき、しばらく寝なくなります。

帰りを待たずに寝かせる

寝かせようとするのが九時では遅いです。四歳なら一一時間三〇分は寝かせたいのですが、もうお昼寝はしないでしょう。朝は六時三〇分から七時三〇分に起きるようにしたいなら、夜は七時か八時には寝かせるようにしましょう。

父親が帰宅してからは、ほとんど会えなくなりますが、そういうものだと納得させます。そのぶん休日には思いきり遊びましょう。

夕食の時刻を早くする

早く寝かせるには、夕食の時刻を早くする必要があります。寝る時刻から逆算すると、五時か六時には夕食にしたいものです。消化のよいものにしましょう。

また、母親が夕食のしたくをしている間、Dくんはテレビを見て待っているそうですが、そういった時間を短縮する方法を考えましょう。夕食は簡単なものにする、朝につくっておく、つくりおきして冷凍しておくなどです。

父親とは朝に会う

父親と話したり遊んだりするのは、朝にしましょう。朝食をいっしょに食べてもいいし、いっしょに入浴するのもいいでしょう。

そのためには、親も朝型の生活に移行する必要があります。子どものために、ここががんばりどころです。

こうしたことを実行しているうちに、帰宅時刻が早くなったという父親もいます。

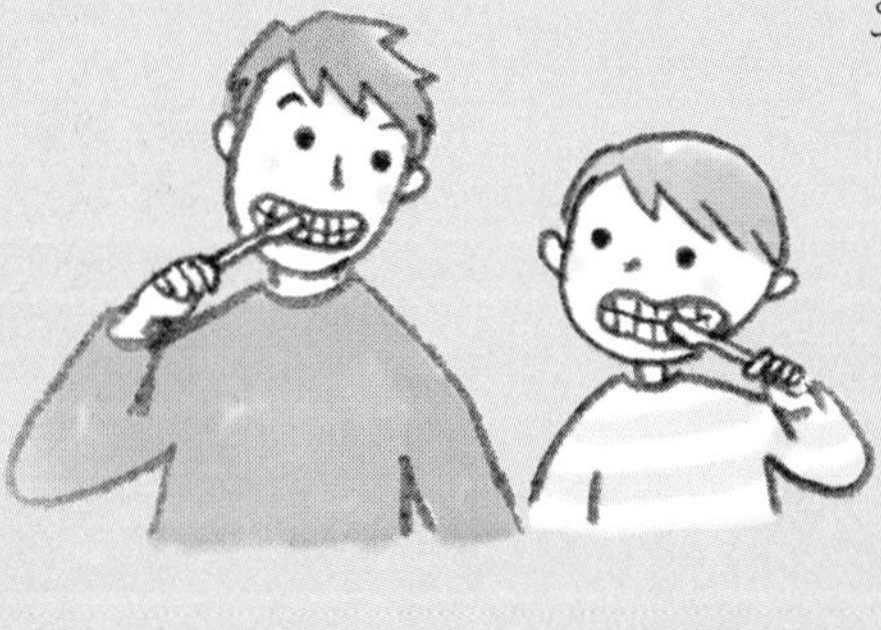

朝は父と子で、ならんで歯みがき。親子とも、早寝早起きができるようになった

具体策2

朝なかなか起きないなら

小学1年生のEさん。
6時30分から何度もゆすったり声をかけたりして
7時ごろようやく起きます。
7時30分の登校まで大忙しで、朝ごはんを食べないこともあります。

早く寝かせる

両親が共働きで母親が帰宅するのが夜六時。夕食は八時の生活でした。母親が夕食のしたくをする間にEさんはテレビを見ながら寝ていることもありました。

まず、早く寝かせることをめざしましょう。夕食は軽くして夜七時に。そのあとはシャワーにして八時に寝かせます。

保育園、幼稚園、小学校に通う子どもは、登園・登校する一時間三〇分から二時間前に起きるのが理想的です。Eさんの場合、登校するのが七時三〇分なら、六時にはなにがなんでも起こします。

朝の生活を工夫

夜はシャワーにして、入浴を朝にします。眠くて不機嫌な状態でも風呂に入っているうちに目が覚めてきます。

そのあと、子どもになにかの役割を与えましょう。例えば、洗濯ものを干す、ゴミ出しをする、朝食の準備をするなど、それほど難しいことではないものの、絶対に自分がやらないと家族が困るような役割がよいでしょう。

子どもの好きなビデオを見せる、音楽をかける、親子で散歩をするのもいい方法です。

排便まですませたい

朝食は家族でしっかりとり、食後は少し休憩があるとよいでしょう。登校の準備が落ち着いてできます。そのあと、排便まですませて登校できれば、理想的です。

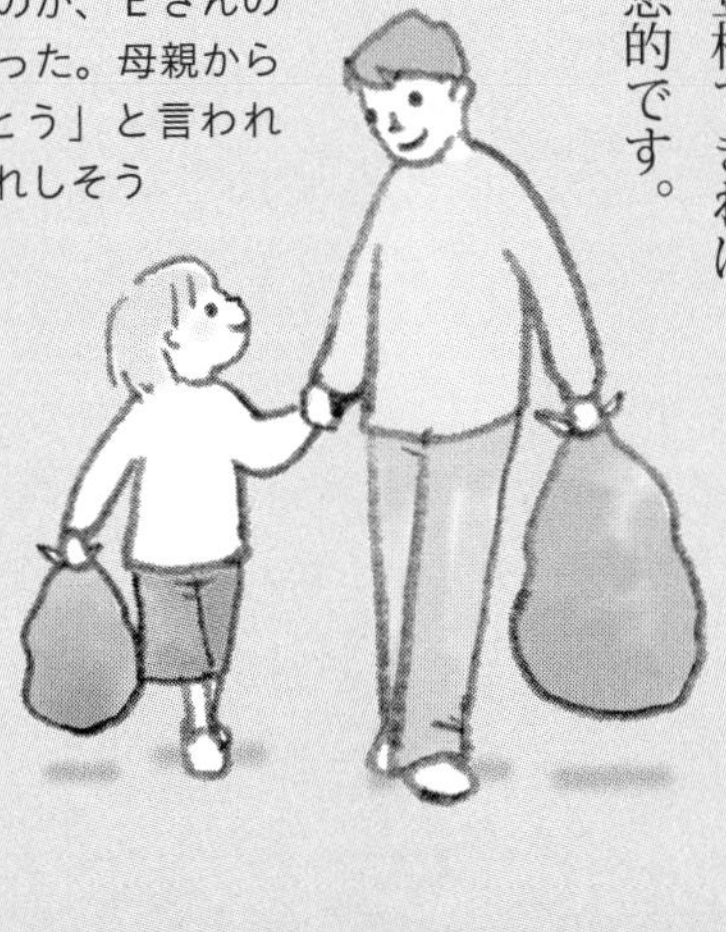

父親といっしょにゴミ出しをするのが、Eさんの役割になった。母親から「ありがとう」と言われると、うれしそう

具体策3

ゲームをしていて寝ないなら

小学2年生のFくん。
宿題がすんだらスマホのゲームをしていいことにしています。
そのため宿題はすぐにすませるのですが、
いつまでもゲームをしていて寝ません。

時間を決めて守る

宿題がすんだらゲームをしてもいいルールにしている家庭は多いようです。ただ、時間を決めているでしょうか。ゲームをやっていい時間ではなく、寝る時刻です。

寝る時刻はゲームにかぎらず、宿題などの勉強でも同じように徹底します。「勉強しているならいいけれど、ゲームをしているぐらいなら寝なさい」は禁句です。教科書を広げて見かけは勉強しているものの、机の下でゲームをすることになりかねません。

寝る必要をよく説明する

夜は九時までに寝ると決め、その理由を子どもにもよく説明します。例えば「背が高くなりたい」なら、成長ホルモンを分泌させるよう、十分な睡眠時間が必要だと納得させます。

夜九時に寝るためには、どうしたらいいかを本人に考えさせます。八時にはゲームをやめること、平日にはやらないこと、ゲーム機は親に預けることなどでしょう。一〇歳になるまでは、スマホやパソコンは親が管理します。なお、夜八時になったら、親もスマホやゲームはおしまいです。

ゲーム以外の楽しみを

ゲームの問題を根本的に解決するには、自然の体験を増やすことです。バーチャルではなくリアルの体験をさせましょう。

ゲーム以外に楽しいことがあると実感させることが大切です。

工作やプラモデルづくりもよい。
実際に手を動かしてものを
つくり上げる楽しさを
知ることができる

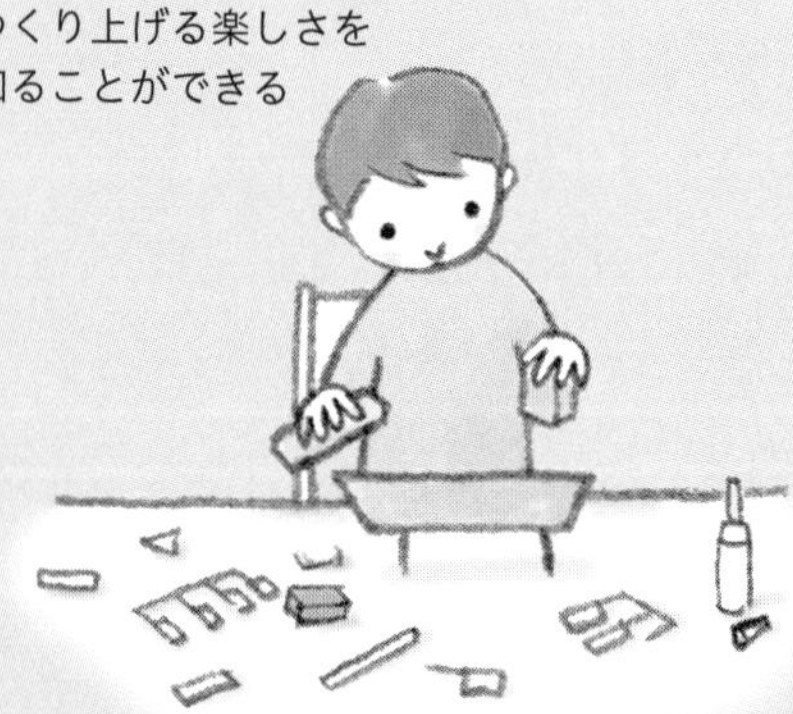

2

子どもの発達を脳からみると

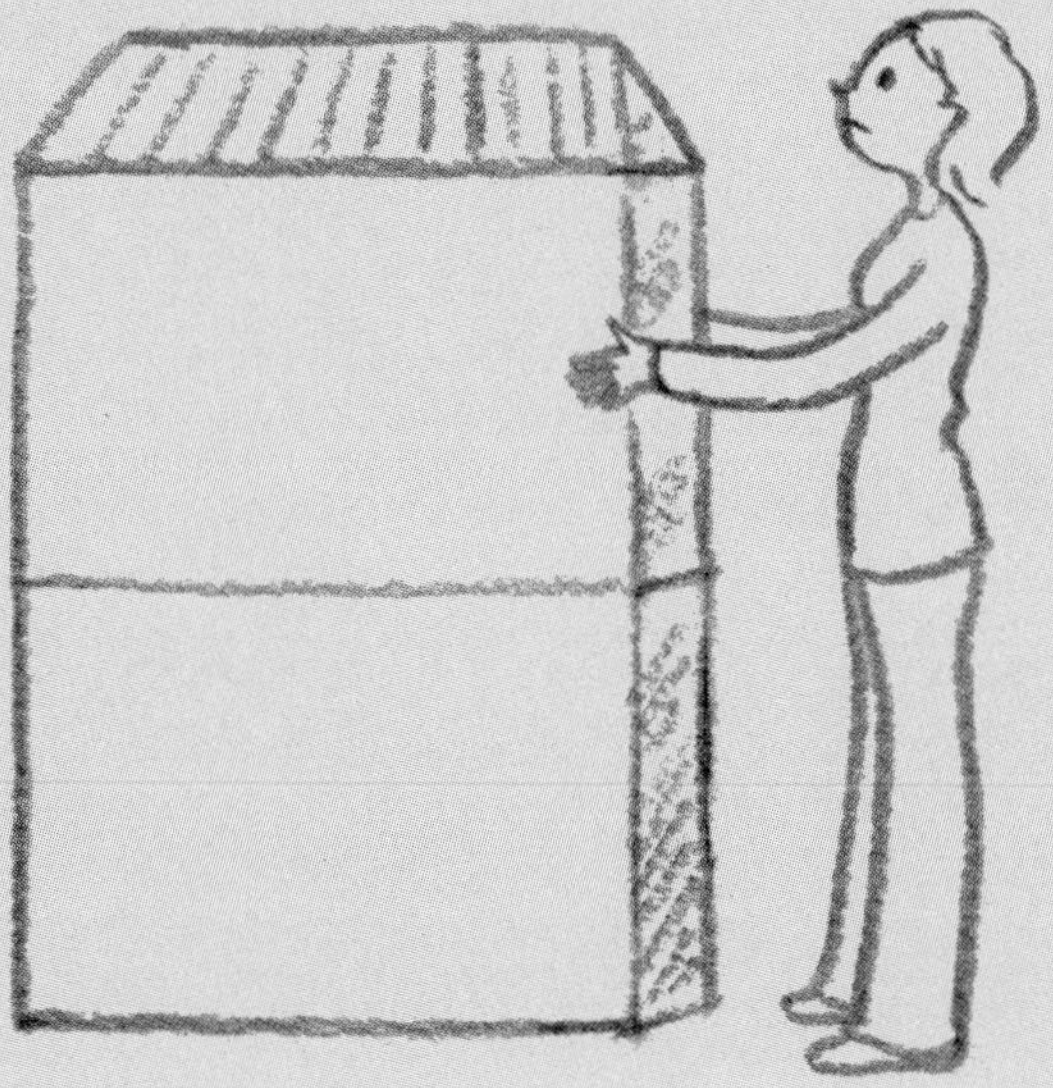

人間の機能の大部分は脳にあるので、

子育てとは脳育てといえるでしょう。

脳は３段階で発達していきます。

脳を育てる順番を間違えると、

「発達障害」のような症状を現すことになりかねません。

脳は三段階で育っていく

十分な睡眠をとること、規則正しく食事をとること、命を守る力をつけること。これらは「からだの脳」を育てることにつながります。からだの脳は、生きていくための機能を担っている部位です。

脳が育つ順番

脳は３段階で育っていきます。この順番はだれもが共通で、もし順番をとり違えて発達させようとすると、さまざまな症状が現れることになります。なかには「発達障害」のような症状もあります。

1 からだの脳

- 視床下部などの間脳、脳幹
- 内臓の働きや自律神経の調整
- 起きる、寝る、食べる、からだを動かすなどの機能を担う

生きる力

↓

2 おりこうさんの脳

- 大脳新皮質
- 言語、微細運動、勉強、スポーツなどの機能を担う

人間らしさ

↓

3 こころの脳

- 前頭葉。からだの脳と前頭葉をつなぐモノアミン（セロトニン、ドーパミン、ノルアドレナリンなど）神経回路
- コミュニケーション、想像力、論理的思考などを担う

社会性

からだの脳を育てる前に、おりこうさんの脳やこころの脳を育てようとしていないだろうか

脳の発達には順番がある

脳は人間が生きていくのに必要な機能の大部分を担っています。ですから、子どもを育てることは脳を育てることであり、子育てイコール脳育てといえるでしょう。

脳は大きくみて、三段階で育っていきます。これを「からだの脳」、「おりこうさんの脳」、「こころの脳」とよぶことにします。育っていくのは順番があり、からだの脳からです。

モノアミン神経が最後につながる

からだの脳は生きるための脳で、おりこうさんの脳は人間らしさをつくる脳です。それぞれ脳に該当する部位があります。

最後にこころの脳が発達します。これはおもに前頭葉と、からだの脳から前頭葉へつながるモノアミン神経回路のことです。

3段階で発達する年齢

脳は生まれてからすぐに発達しはじめ、およそ18歳ごろまで、ゆっくり発達していきます。

発達の順番は決まっています。例えば、生後すぐに眠ったり目を覚ましたりはできますが、本当の意味で「人の気持ちがわかるようになる」のは10歳以降です。

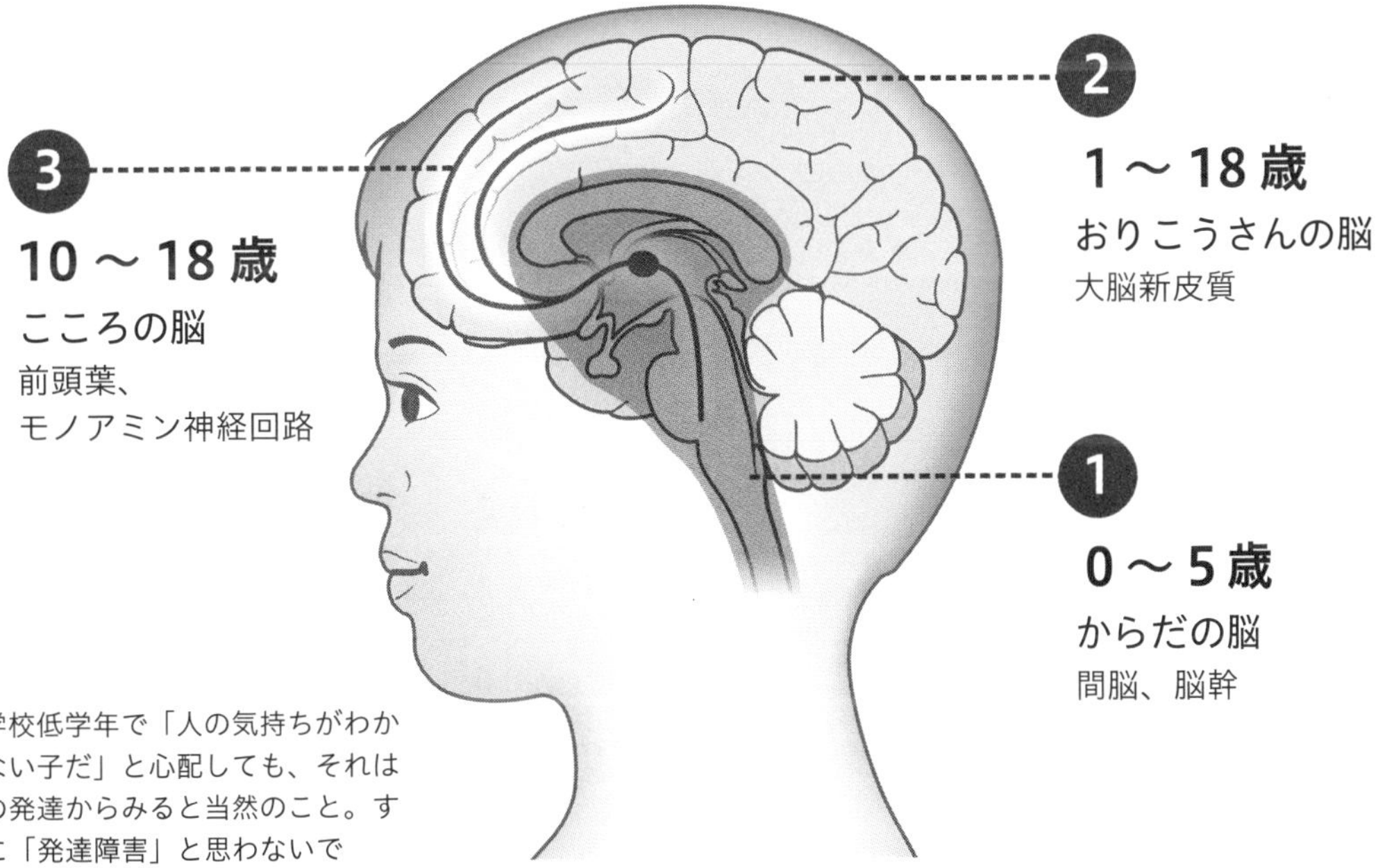
2
1～18歳
おりこうさんの脳
大脳新皮質
3
10～18歳
こころの脳
前頭葉、
モノアミン神経回路
1
0～5歳
からだの脳
間脳、脳幹
小学校低学年で「人の気持ちがわからない子だ」と心配しても、それは脳の発達からみると当然のこと。すぐに「発達障害」と思わないで

発達のアンバランス

土台となる脳の発達が不十分

からだの脳は、人間が生きていくための土台となる部位です。「発達障害」が疑われたら、土台ができているかを見直してみましょう。

家づくりにたとえると

脳を育てる順番は、家をつくるときの順番で考えるとわかりやすいでしょう。2階建ての家をつくる場合と同じような順番です。

1階をつくる

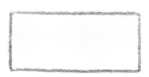

生後すぐは、おっぱいを飲み、泣いて、眠ったり目が覚めたりするのはあいまい。やがて立ち、歩けるようになり、走るなどからだを動かせるようになる。眠る時間や食べる時間が安定してくる

刺激

1階が育っていれば、多少の刺激を加えてもびくともしない

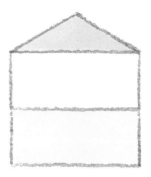

2階をのせる

生活リズムが安定すると、土台となる1階がしっかりできていく。話す、考えるなどができるようになり、小学校に入ると、知識をたくわえ、読み・書き・計算の力がついて、2階をのせることができる

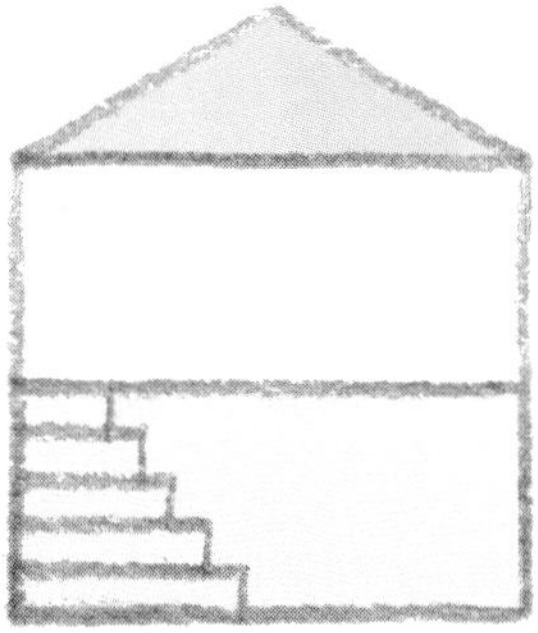

階段をつける

神経回路がつながる。つまり1階と2階をつなぐ階段ができるといえる。想像力、判断力、感情をコントロールする力、他者を思いやる力などがついてくる

早々と二階をのせ大きくしようとしている

眠る、食べる、命を守る力を育てる前に、お勉強ができるようになることを求めていないでしょうか。一階のからだの脳が育つ前に二階のおりこうさんの脳をのせようとしても、無理なのは当然です。その結果、「発達障害」のような症状が現れることがあります。

小学校低学年くらいまでは親の言うことを聞き、習い事や学習塾に通って優秀だった子どもが、思春期になると、不安障害などのこころの病気になることも少なくありません。

子ども本人が「やりたい」ということを止める必要はないにしても、バランスを欠いていないか、見直してみましょう。

順番を間違えると

1階ができあがる前に2階をのせるようなものです。しかも、2階に、ソファやテーブル、大型テレビなどを入れると、家は不安定になるでしょう。

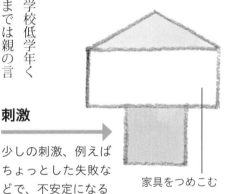

1階をつくる

睡眠時間が足りない、朝ごはんを食べないなど、からだの脳が育っていないのは、1階が中途半端にしかできていないようなもの。家の土台としては弱く小さい

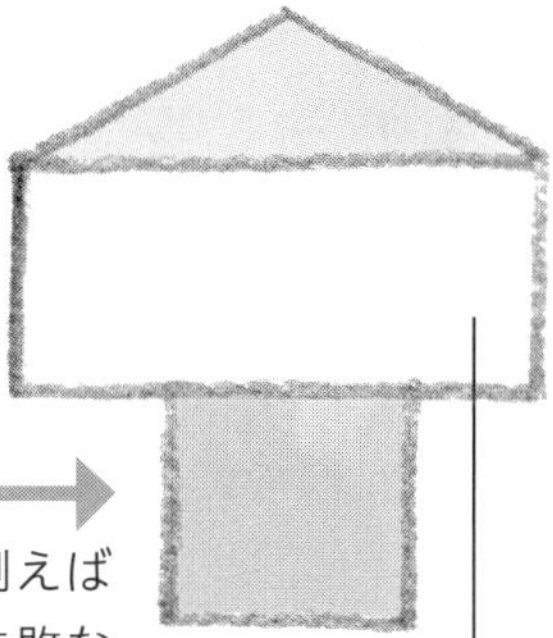

家具をつめこむ

2階をのせる

1階ができていないうちから2階をのせ、家具をつめこむ。つまり、幼少期から早期教育や習い事、スポーツなどを習わせる

刺激

少しの刺激、例えばちょっとした失敗などで、不安定になる

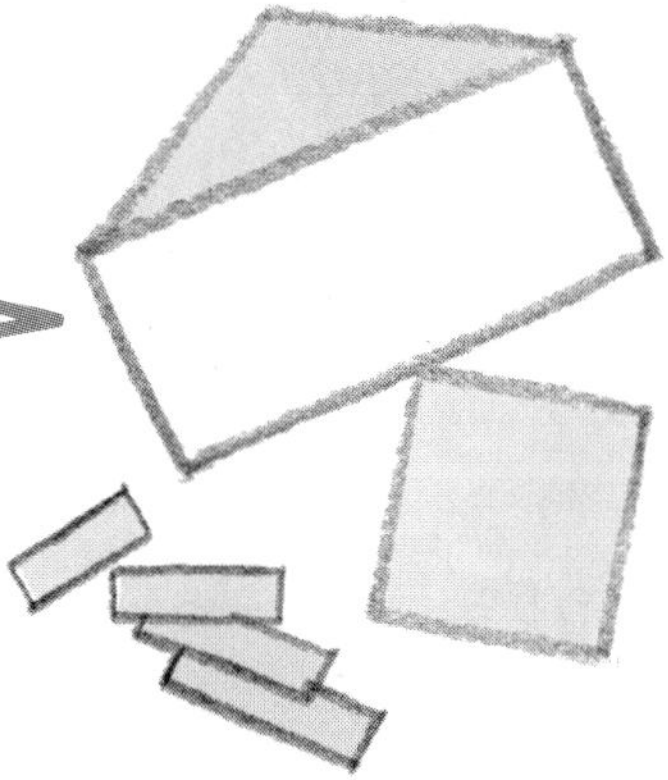

不安定に

2階がのせられないと、階段をつけることができなくなる。こころの脳は育たない

「発達障害」のような症状が出る

落ち着きがない、忘れ物やミスが多い、集団行動ができないなど。脳の発達がアンバランスになっていることに気づかないと、「発達障害」と思ってしまう

脳を順番に育ててバランスを整える

二階建ての家づくりでみたように、順番を間違えると家が建ちません。とくに「発達障害」かもしれない子どもの場合は、からだの脳が十分に育っているかどうかが肝心です。

脳を育てる順番

子どもを育てることは、脳を育てることと言っても過言ではありません。1階部分からしっかり育てていきましょう。

1 「からだの脳」を育てる

生活リズムを確立させる。親子ともども、早起きからスタート。五感から脳への刺激をくり返し受けること、とくに朝日を浴びることで、からだの脳が育っていく

▶**原始人のような子どもに育てよう**

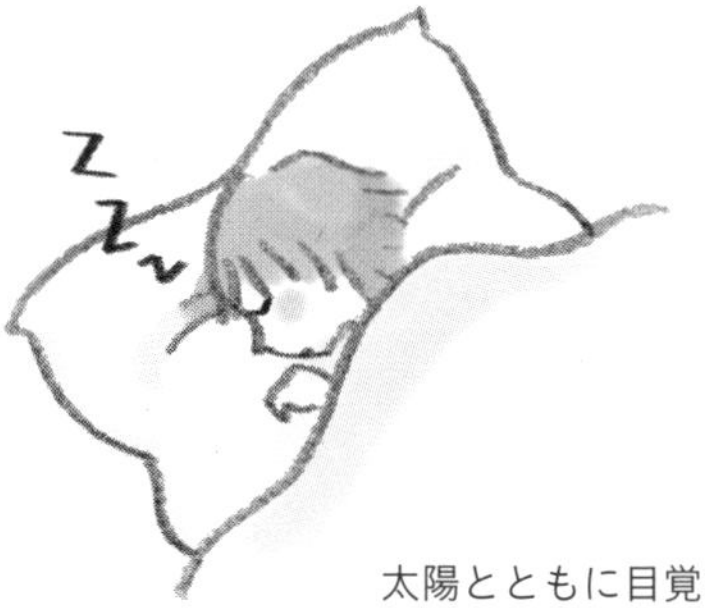

太陽とともに目覚め、眠る生活を

2 「おりこうさんの脳」を育てる

学校での勉強だけでなく、家庭での刺激を通して大脳新皮質を育てる。親子の会話を増やす、幅広い知識を得ることや体験をさせるなど。ただし、親は管理しすぎないよう注意しよう

▶**学校の勉強以外の知識欲がある子どもに育てよう**

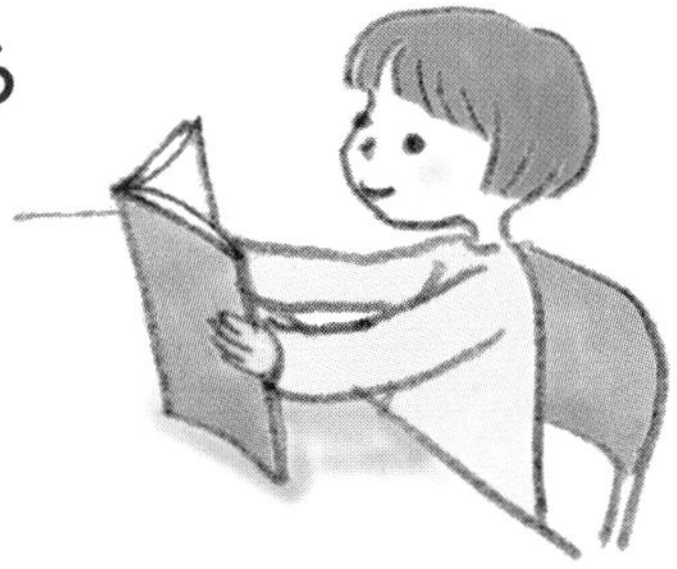

本を読む機会を増やそう

3 「こころの脳」を育てる

こころの脳は、からだの脳とおりこうさんの脳に知識や経験が蓄積され、それを前頭葉で統合するかたちで、10歳から育ちはじめる。①と②がしっかり育っていることが必要

▶**相手の気持ちがわかる子どもに育てよう**

お手伝いは前頭葉の発達に貢献。大事なのは強制しないこと

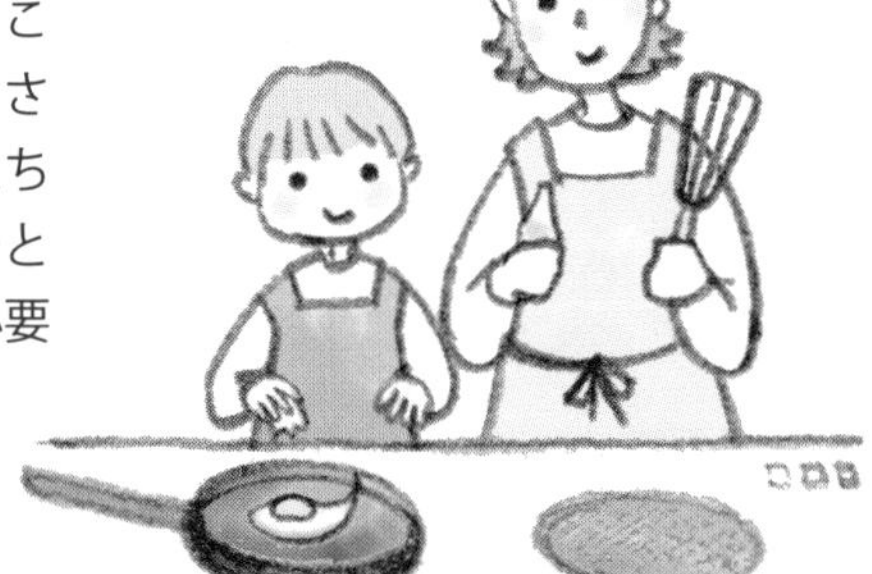

まず一階部分を しっかりつくる

子どもは、順番どおりに脳が育っているでしょうか。幼少期から、ピアノがひける、英語が話せる、テストの点数がよいなど、わかりやすい結果を求めがちですが、それはおりこうさんの脳を育てていることにほかなりません。

脳を順番どおりにしっかり育てましょう。とくに大切なのは土台となる一階部分。本来なら〇～五歳で育つところですが、何歳からでも育て直すことができます。

1階がしっかりできてから
2階をのせよう

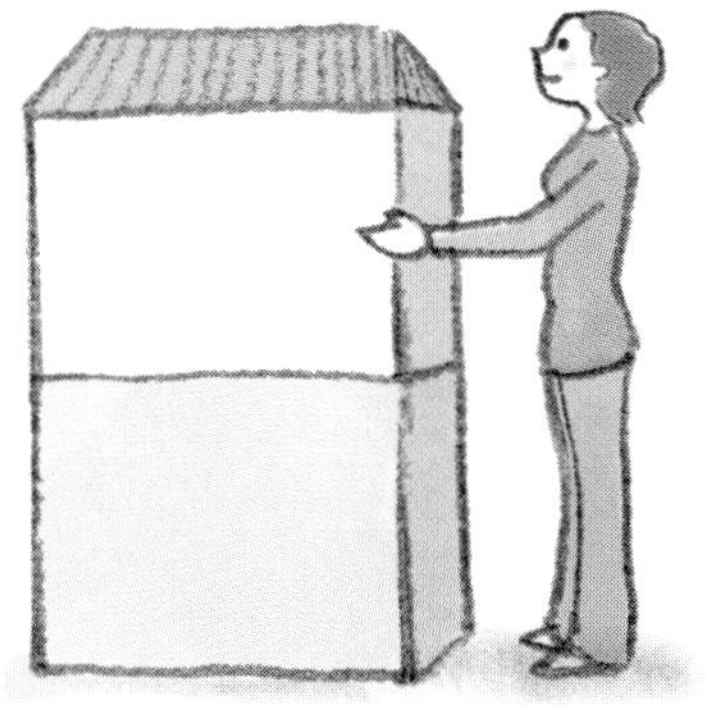

脳育てのポイント

脳は順番どおりに育てることが大切ですが、押さえておきたいポイントがあります。

生活リズムを整える

からだの脳育て。「早寝早起き朝ごはん」は、1歳ごろから始めて、一生続ける。成人しても、生活習慣病など健康を守るためにも続けたい

▶1章

軸をもつ

子育てでなによりも大切なこと。生活リズムを整えることを軸にして、ブレさせない

▶5章

子どもを信じる

こころの脳育て。子どもを一個人として信じる。心配しすぎて過干渉にならないように。例えば、下記のようなことを心がけよう

▶3章、4章

- 子どもとくっつきすぎない
- コミュニケーションをとる
- 家庭にポジティブな雰囲気をつくる
- ストレスに対処する
- 子どもに役割をもたせる

環境が脳の育ち方に影響を及ぼす

脳を順番どおりに育てていたとしても、子どもが育つ環境によっては「発達障害」のような症状が現れることがあります。脳の育ちには、環境も影響を及ぼすからです。

脳育てに影響する環境

脳の育ちに影響を及ぼす環境として、下記の３つが挙げられます。このうち、からだの脳の発達に大きく影響するのは生活リズムのみだれ、こころの脳の発達には電子機器と親子関係の影響が見逃せません。

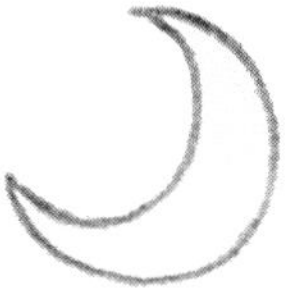

❶ 生活リズム

共働きの両親が増えるとともに、習い事などで子どもの生活も夜型になり、食事と睡眠のとり方がバラバラだったり不十分だったりしている

▶**「早寝早起き朝ごはん」をめざそう**

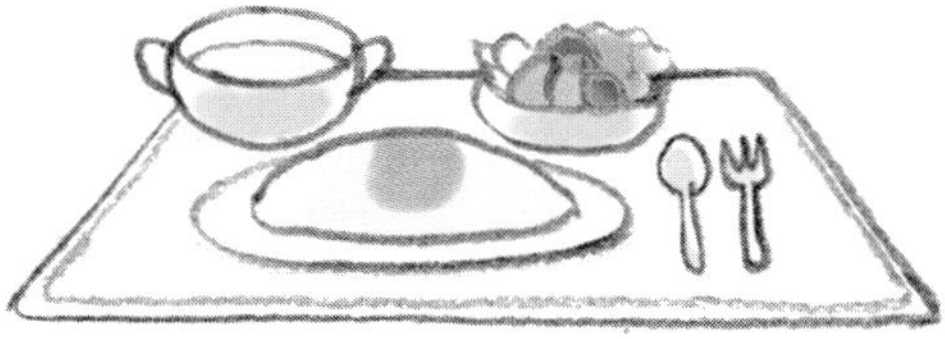

❷ 電子機器

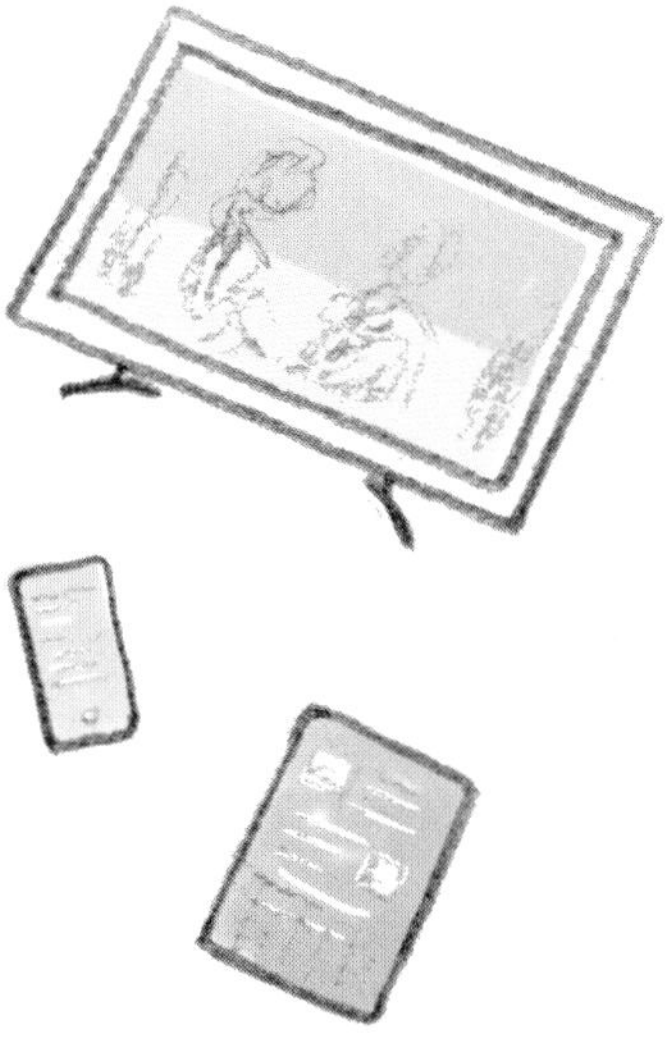

テレビやスマホ、タブレットなどの電子機器の使用は、脳の発達を阻害する（→ P40）。小学校でタブレットを使用するが、それ以前に家庭で電子機器を使用しすぎていないだろうか

▶**電子機器は５歳までは遠ざけ、10歳までは親が管理しよう**

3 親子関係

　子どものためによかれと思って親のしていることが、脳の発達の足を引っぱっていることがある。子どもに「発達障害」が疑われるとき、親子関係でとくに注意したいのは溺愛、干渉、矛盾の3つ。これらは連関していて、脳育ての3大リスクともいえる

▶3大リスクに注意

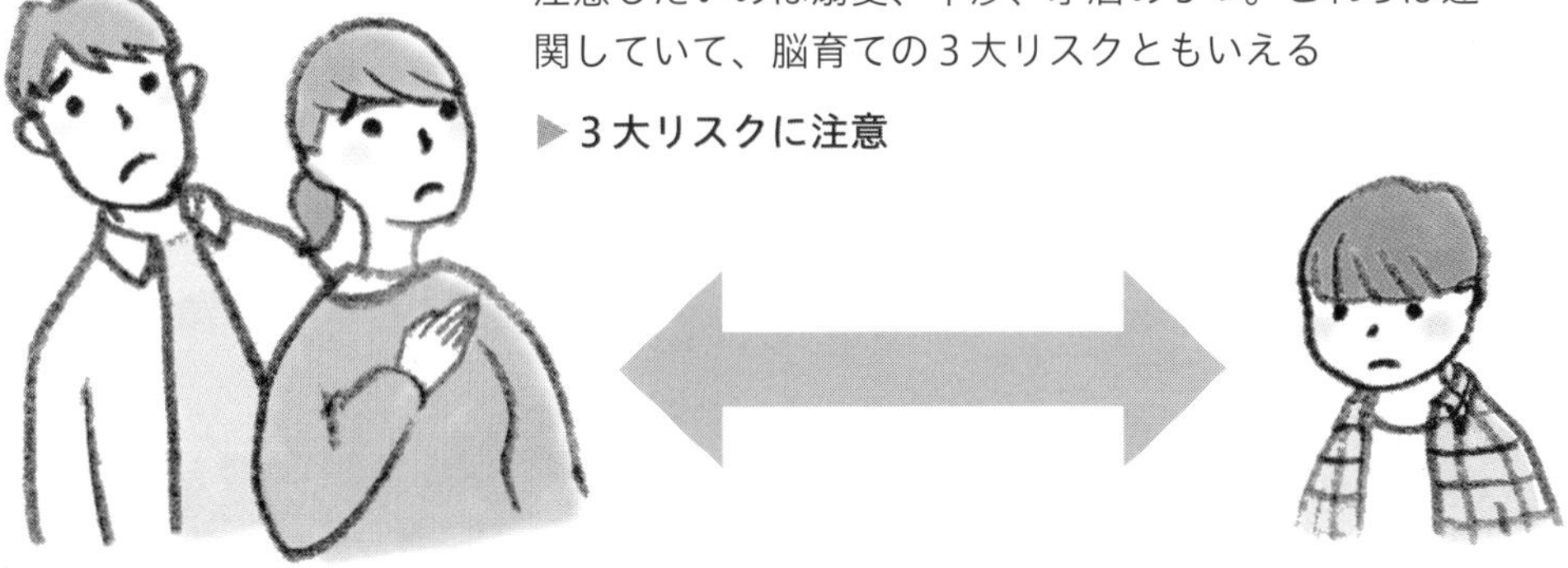

過度に甘やかし、親が子に服従するような態度になる	**溺愛**	わがままになる。親に管理されていないと自分が管理できなくなる
親が過度に世話を焼き、過保護といわれる状態になる	**干渉**	干渉が過ぎると、子どもは自分ではなにもできなくなる
親が子に言うことと親自身の言動が異なる、日によって言うことが違う	**矛盾**	判断の基準がぶれるので、子どもは不安定になる

家庭環境の影響が大きい

　脳を順番どおりに育てることが大切ですが、その過程で環境が整っていないと、からだの脳におりこうさんの脳が、さらにこころの脳がつみあがっていきません。

　注目したい環境は三つです。家庭環境のうち大きな部分をしめるのは親子関係です。また、電子機器は学校でも使用するので教育環境の面もありますが、ゲームやスマホの使いすぎ、テレビの見すぎなどは家庭環境です。

溺愛が干渉と矛盾のベースになっている

　溺愛の問題は、それが干渉につながりやすいことです。干渉を続けていくと、矛盾が生まれてきます。子どものよい点を認めることは大切ですが、なんでも受け入れてわが子の言いなりになることとは違います。

第１段階

「からだの脳」をしっかり育てる

脳育ての最初は「からだの脳」です。ここが育っていないと、健康に生きていくことができません。目標は「原始人のような子ども」にすることですが、どのような子どもなのでしょうか。

からだの脳の働き

からだの脳は、生きていくための機能がそなわっている部位です。

機能

睡眠と覚醒
寝て目覚めることができる

運動
体を動かす、立つ、座るなど

生命の維持
呼吸や血液循環、体温調節など

本能的な情動
食欲、好き嫌い、恐怖など

▶からだの脳が育っていないと

わが子は寝たり起きたり食べたりしているので、からだの脳は育っていると思うかもしれません。けれど、おなかがすいて食べていますか。十分に眠ってしっかり起きていますか。下記のようなサインがあるなら、からだの脳が育っていないかもしれません。

サイン❶
食事や睡眠がとれない

朝起きられず、朝ごはんを食べられない。夜、眠くならない

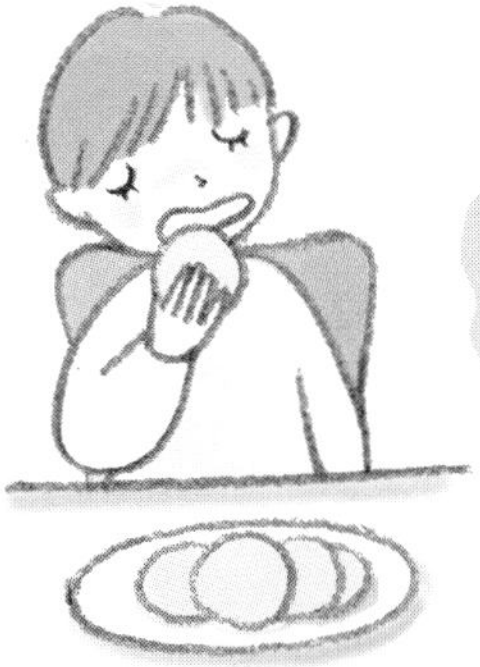

サイン❷
「発達障害」のような症状

からだの脳の育て方

生活リズムを整えることが大切です。上記のようなサインがあるなら、本書の１章で解説した「生活改善」にとりくみましょう。

生活改善 → **生活リズムを整える**

▶P12～25

何歳からでも育て直しができる

目標は原始人のような子ども

原始人はスマホを使わないし、テレビも見ません。言語活動や計算もできません。しかし、大型の動物が近寄っているなどの危険を察知し、そこから逃げて自分を守ることはできます。

人間は本来昼行性の動物で、昼に活動して夜は休みます。このしくみをからだに覚えこませましょう。そのためにもっとも大切なのが、十分に眠ることです。

目的も意味もなく外を走り回るのもいい体験。自然のなかで育てよう

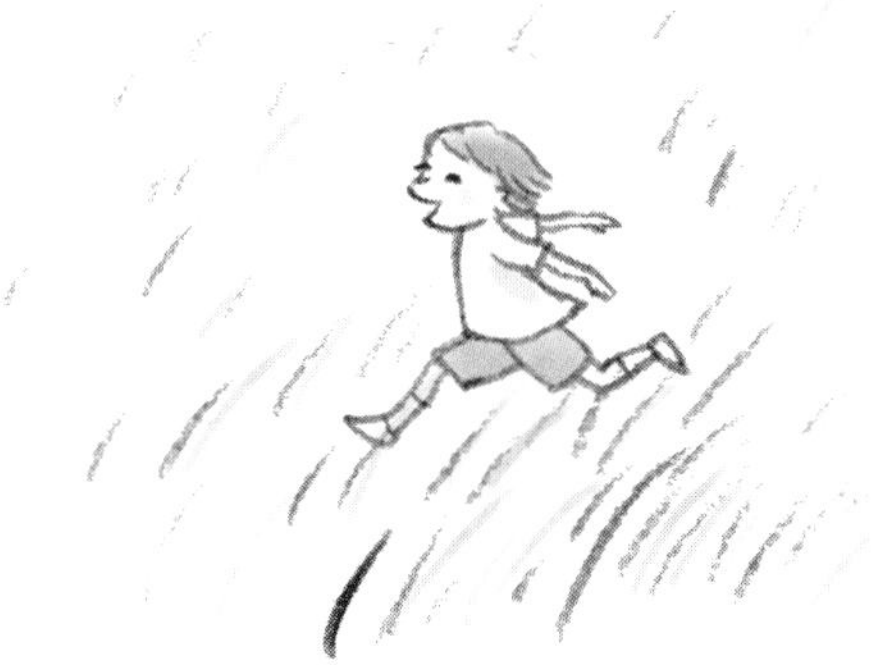

原始人のような子どもとは

原始人は寝る、食べる、命を守るという 3 つの力をもっています。これらは、いわば生きていくための本能のような力。生きていく力をもっているのが原始人のような子どもです。

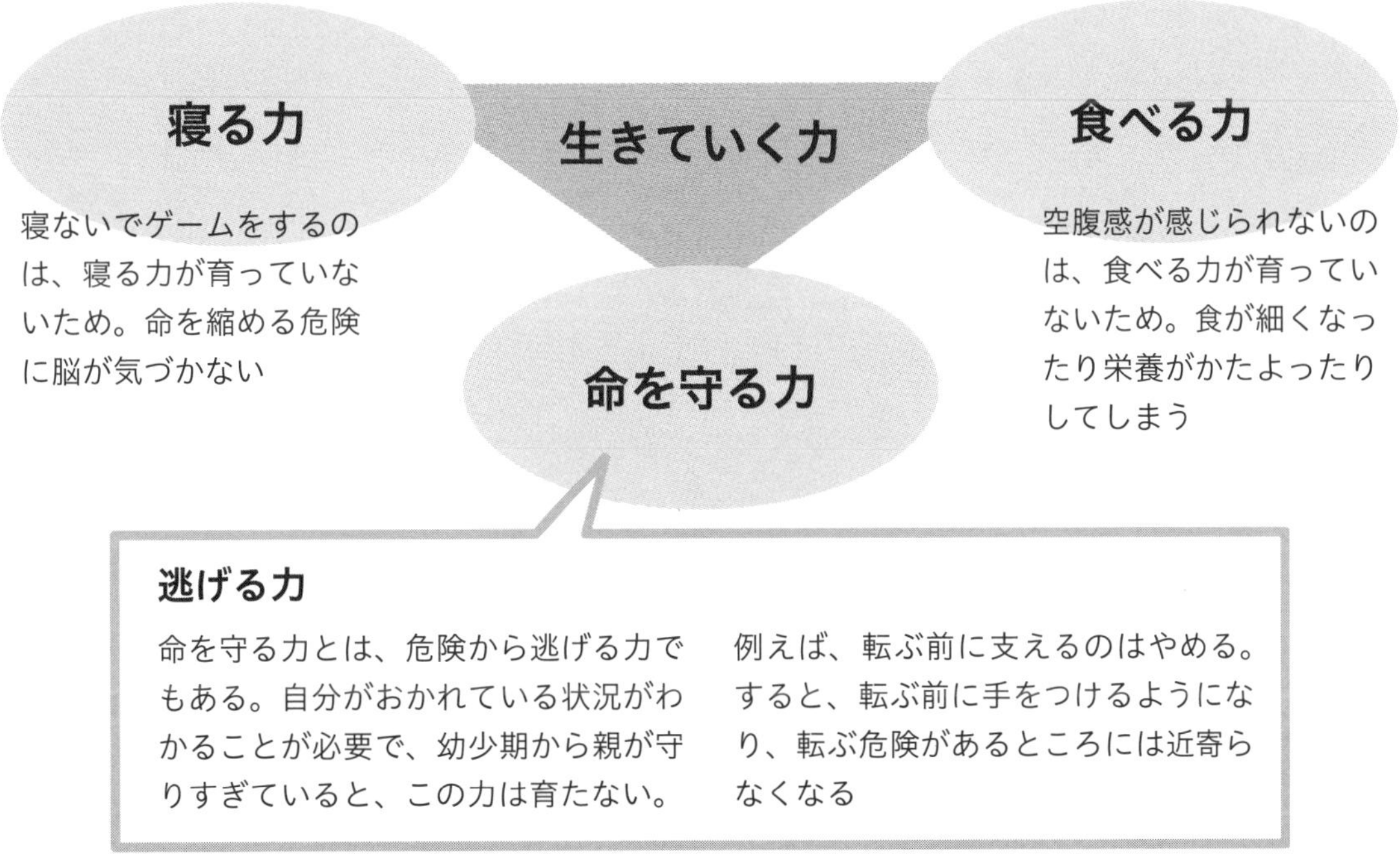

寝ないでゲームをするのは、寝る力が育っていないため。命を縮める危険に脳が気づかない

空腹感が感じられないのは、食べる力が育っていないため。食が細くなったり栄養がかたよったりしてしまう

逃げる力

命を守る力とは、危険から逃げる力でもある。自分がおかれている状況がわかることが必要で、幼少期から親が守りすぎていると、この力は育たない。

例えば、転ぶ前に支えるのはやめる。すると、転ぶ前に手をつけるようになり、転ぶ危険があるところには近寄らなくなる

幼児にはスマホの情報は多すぎる

小学校に入るまで、スマホ、タブレット、テレビといった電子機器は子どもから遠ざけておきましょう。入る情報量が多すぎて、未発達の脳では処理しきれず、発達を阻害することになるからです。

スマホ使用の影響

　電子機器のなかでも、とくに日常生活ではスマホを使用することが多いでしょう。スマホの使用は、子どもたちの生活から、多くのものをうばいます。

処理が追いつかない

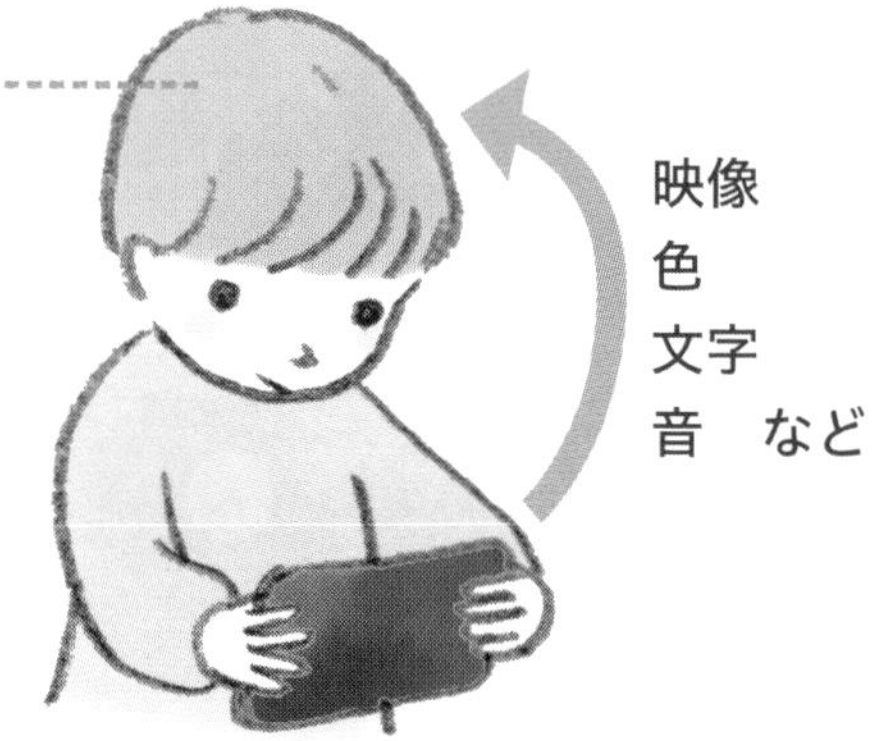

- 睡眠不足
- 脳過労

からだの脳が育たない

- 記憶力低下
- 集中力低下

おりこうさんの脳が育たない

- 視力低下

幼少期からの使用は発達を阻害する。小学生になると、スマホを使用する時間が長いほど学力が下がるという調査＊がある

＊「全国学力・学習状況調査結果のポイント」（文部科学省／国立教育政策研究所）

ＩＴ企業のトップの子どもたちは

　スウェーデンの精神科医アンデシュ・ハンセン著『スマホ脳』（新潮新書）によると、ＩＴ企業のトップは、自分の子どもにスマホを与えていません。例えば、マイクロソフトの創業者ビル・ゲイツは子どもが一四歳になるまでスマホを持たせず、アップルの創業者スティーブ・ジョブズは子どもが一〇代になっても、タブレットの使用時間を制限していました。

　彼らがわが子に電子機器を与えなかったのはなぜでしょうか。ちなみに、フェイスブックの初代CEOショーン・パーカーは「SNSの子どもたちの脳への影響は神のみぞ知る」と言っています。

スマホ依存の危険も

1歳児のほぼ1割が「スマホ依存」という調査があります*。脳の中には、スマホを使用すると満足感が得られるしくみがあります。大人でも、その魅力にあらがうことは困難です。

知りたい欲求
子どもは好奇心がいっぱい。さまざまなことを知りたがる

↓

スマホ操作
スマホは生活にとけこんでいて、幼いうちから接している

↓

脳の報酬系
スマホの使用は脳の報酬系を活性化させる。報酬系とは快感を得て満足感をおぼえる神経系統

↓

満足感
スマホの操作をすると満足感が得られる

↓

ドーパミン分泌
ドーパミンが分泌され、もっと続けたいと思う。脳のしくみとして、スマホを使用したい欲求が高まる

↓

やめられない
欲求を抑えるのは前頭葉の働き。子どもは前頭葉が未発達なので、大人よりも欲求を抑えるのが難しい

大人でも脳過労に陥る

電子機器が送り出すのは、実体験を伴わない視覚情報と聴覚情報です。めまぐるしく変化する画面から受けとる情報は膨大で、大人でも処理しきれず、脳が疲れてきます。「脳過労」とよばれ、とくに前頭葉が疲れやすい部位といわれます。

電子機器の使用について親がどう対処すべきかは、子どもの年齢によります。五歳までは与えないことです。六歳以降は知識や情報を得る手段として活用しますが、実体験を加える必要があります。一〇歳以降は電子機器の使用時間などを親子で話し合い、子ども本人に決めさせましょう。

目への影響

視力が定まるのは4～6歳。それ以前に至近距離でスマホを見つづけると、視力が育ちません。また、内斜視でかたまる危険もあります。

- 視力低下
- 内斜視

＊「年齢別・男女別の依存傾向者率」橋元良明ら研究室による2018年の調査

脳を刺激する情報は五感から入る

からだの脳を育てる刺激は、すべて五感から入ります。電子機器の使用で視覚ばかりを刺激しないよう、バランスよく五感を刺激しましょう。まず、食事中にテレビをつけないことから始めます。

五感とは

視覚、聴覚、味覚、嗅覚、皮膚感覚の５つの感覚のこと。脳の中では、神経を通じて、それぞれの感覚を得ます。

味覚

甘み、苦み、酸味、塩味、うまみの５種類を感じる

視覚

ものを見る感覚。明るさ、色、形、動きを感じる

聴覚

音、声を感じる。音や言葉などを聞き分けるのは脳

嗅覚

においを感じる

皮膚感覚

皮膚がものに触れたときの触覚と、熱い・冷たい・痛いの４つの感覚をまとめて皮膚感覚という

情報のかたまりが感覚神経を通じて脳へ入る

刺激

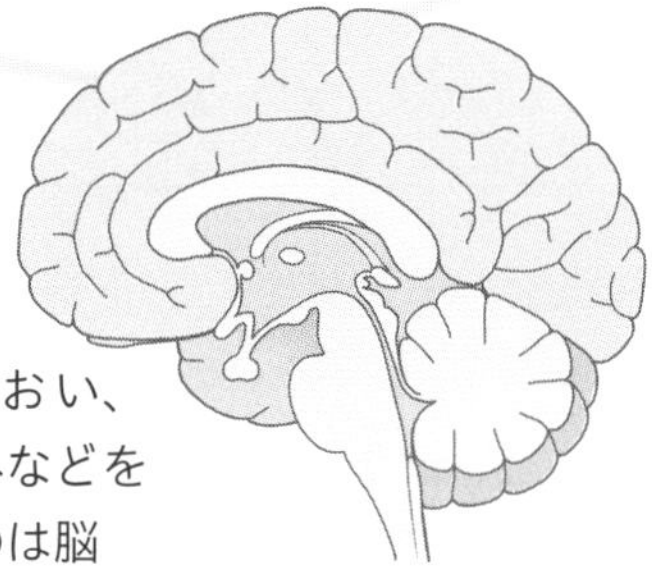

色、形、におい、言葉、痛みなどを判断するのは脳

五感からの刺激はまんべんなく

五感から入る刺激がからだの脳を育てます。なかでもとくに大切なのは、昼は明るく夜は暗いという太陽の光による視覚刺激です。この刺激が入ってこそ、眠る・目が覚めることが安定してきます。

太陽の光の刺激は、早寝早起きで、毎日規則正しく与えるようにします。朝はカーテンを開けて、太陽の光を浴びましょう。

できれば五歳までに、さまざまな刺激を与えたいのですが、何歳になっても五感を刺激することで、からだの脳を育て直すことはできます。ただし、電子機器などのバーチャルな刺激ではなく、実体験にともなう刺激が必要です。

嗅覚、味覚の訓練

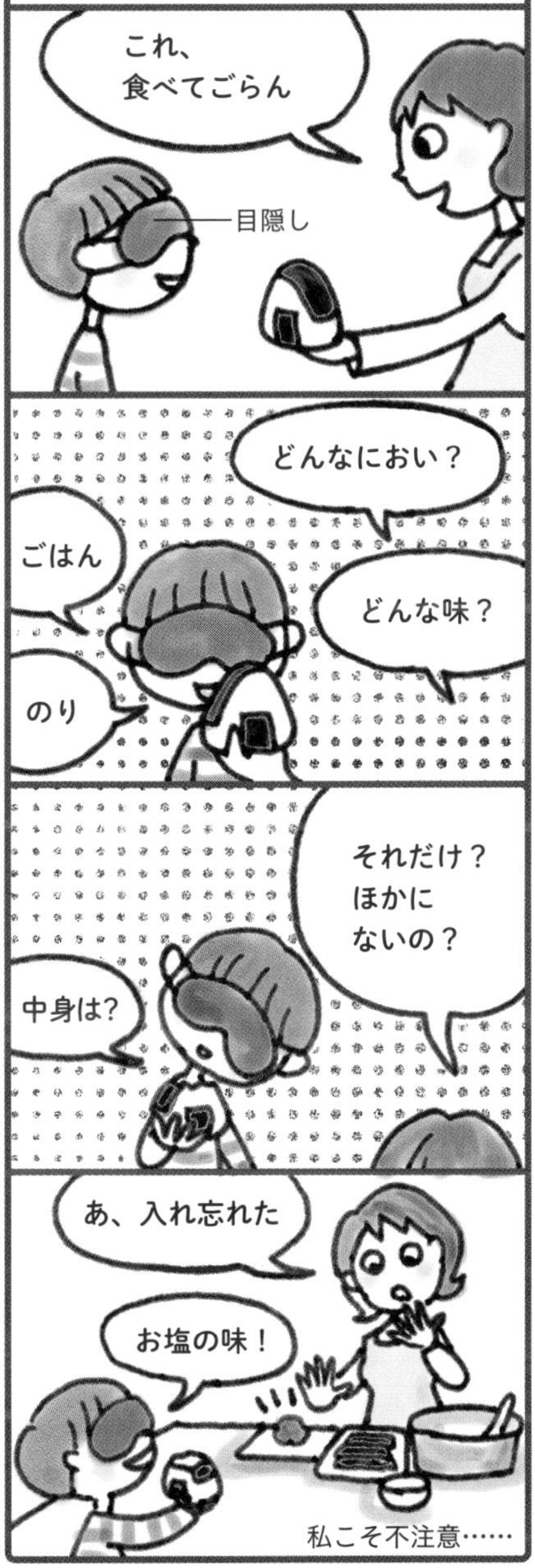
これ、
食べてごらん
目隠し
どんなにおい？
ごはん
どんな味？
のり
それだけ？
ほかに
ないの？
中身は?
あ、入れ忘れた
お塩の味！
私こそ不注意……

五感の鍛え直し

強い刺激を与えると、ほかの感覚が乏しくなります。例えば、食事中にテレビをつけると、脳は光と音の刺激でいっぱいになり、ごはんの味やにおいを感じられなくなります。五感を鍛えるには、さまざまな刺激をまんべんなく与えましょう。

！基本

**食事中は
テレビをつけない**

マッサージ

疲れていなくても手足のマッサージを。頭をもむだけでもＯＫ

スキンシップ

ギューッとハグするのもいいし、出かける前のハイタッチでもかまわない

うす味

うまみなど微妙な味を感じられるように、甘みや塩味は薄めに

日光浴

太陽の光の明るさ、暗さ、暖かさを感じる

自然の音

川のせせらぎ、風の音など、自然のなかには音があふれている

食品を変える

いつも同じ味の食事にならないよう、献立を変えたり、食品を変えたりする

ハイキング

歩いてお弁当を食べれば、五感のすべてを刺激できる

「おりこうさんの脳」をしっかり育てる

多くの親は、知識や情報をつめこみ、お勉強ができるようになることをめざしがちですが、それは、おりこうさんの脳を育てる方法の一部です。重要なのは、学校の勉強以外の知識や体験です。

おりこうさんの脳の働き

勉強ができるようになるだけではありません。おりこうさんの脳は、例えば下記のような、多くの機能を担っています。

機能

言語を使う
言葉を覚え、
使えるようになる

微細運動
ものをつまむ、楽器をひく
などのからだの細かい動き

知識をためる
学んだことを記憶し、
必要に応じてとりだす

スポーツ
ゴールをめざしてボールをけるなど、
からだをコントロールしながら動かす

▶脳の発達のバランスを崩さないように

おりこうさんの脳の機能は、学校の勉強に直結し、点数で表されることが多いです。そのため、子どもへ期待するあまり……。

期待が大きすぎて

- 学歴をつけたい
- 優秀な子だといわれたい
- 将来の幸せにつなげたい

睡眠や食事といったからだの脳への刺激より、早期教育や習い事、スポーツなど、おりこうさんの脳への刺激にかたよってしまう

脳の発達がアンバランスになることも

幼いころは優秀でも、年齢がいくと不安定になりかねない

おりこうさんの脳の育て方

　1歳からおよそ18歳ごろまで、ゆっくり育ちます。その間に重要なのは睡眠。学習とは、勉強だけではありません。

学習 ＋ **睡眠**

- **勉強**　学校で習う知識や情報
- **体験**　学校で習う以外の知識や情報
- **人間関係**　勉強では得られない、人間関係に関する体験

睡眠には、新しく入ってきた知識を整理し、記憶させる働きがある。睡眠不足では、学習機能にも悪影響を及ぼす

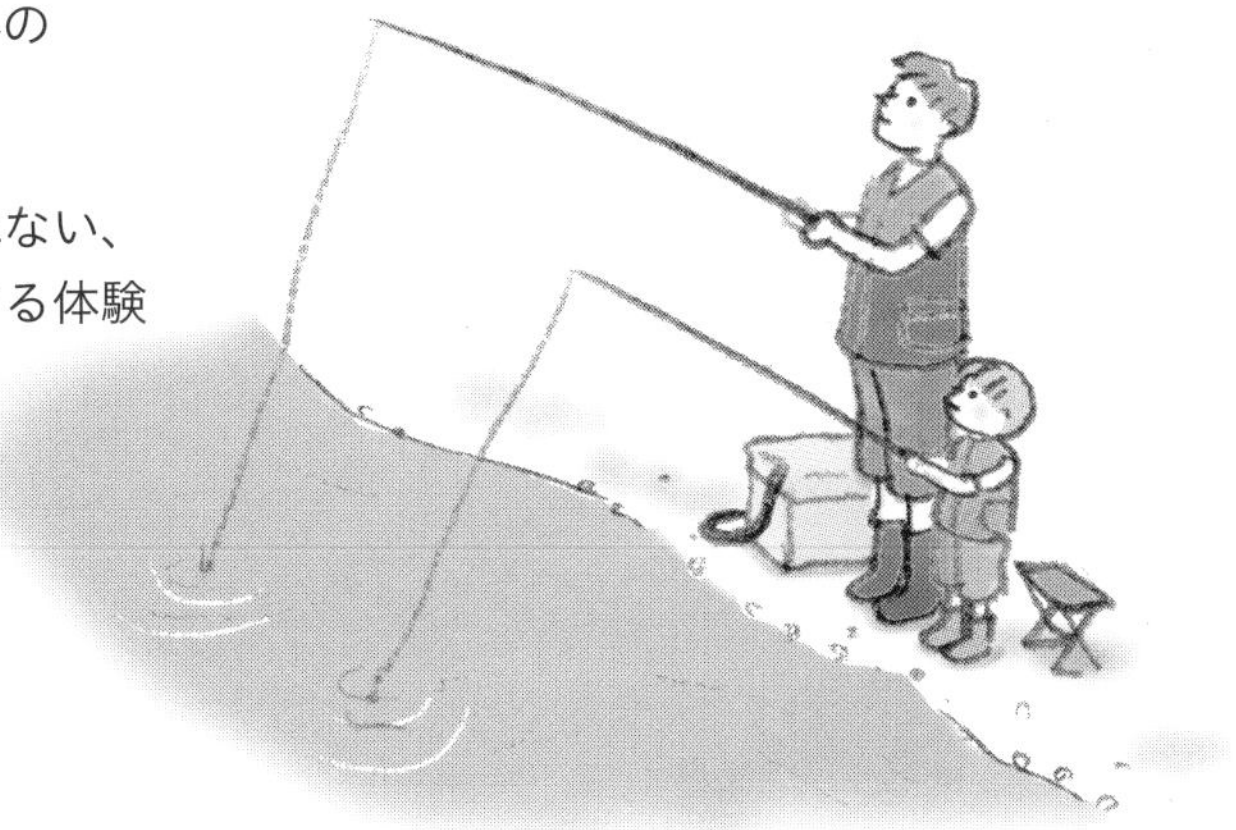

子どもが小さいうちから、親の趣味に巻き込むのはよい方法。いっしょにつりをしたり、キャンプをしたり、さまざまな体験をさせよう

学校や塾の勉強だけでは育たない

　おりこうさんの脳をしっかり育てるには、勉強の点数を気にしないことです。点数よりも意欲や努力をほめたり励ましたりし、興味や視野を広げるように促します。
　おりこうさんの脳は、お勉強で育っていきますが、それだけでは不十分です。勉強以外のさまざまな知識や情報が脳に入るようにいろいろな体験をさせましょう。

Q 字がへたですがどうしたらよいですか

　手先の細かい運動が苦手な子は、努力しても整った文字は書けないでしょう。へたかどうかより、雑かどうかに注目を。へたでもていねいに書いていればOKとします。気が散って字が雑になる子もいます。まず気持ちを落ち着かせてから書くように指導しましょう。

コラム

集中できる時間は 学年×5分

発達障害には集中力の課題がある

落ち着いて座っていられない、授業中にウロウロ歩き回るなど、集中力がないと、「発達障害」を疑うことがあります。

たしかに「発達障害」には集中力の課題があり、多動となって現れることもあります。けれど「発達障害」の場合には、集中力のなさだけでなく、集中しすぎてしまう過集中の課題もあるのです。好きなことなら何時間も続けられ、食事を忘れたりするので、一概に集中力がないとはいえません。

五分を何回くり返すことができるか

脳は疲れやすいので、もともと子どもは集中しつづけることができません。一度に集中できる時間は学年×五分ほど。一年生なら五分、二年生なら一〇分です。

授業では、話し合いをさせるなど変化をつけます。脳が休める瞬間があるので集中が続きます。

からだを動かしたあとは集中力が高まる

集中力は、遊んでからだを動かしたあとのほうが高まります。ほかの人とふれあう「じゃれつき遊び」をすると集中力が高まり、テストの点数が上がったという研究があります＊。

宿題を始めるときは、いきなり机に向かうのではなく、少し遊びながらからだを動かしてからのほうが、はかどるでしょう。

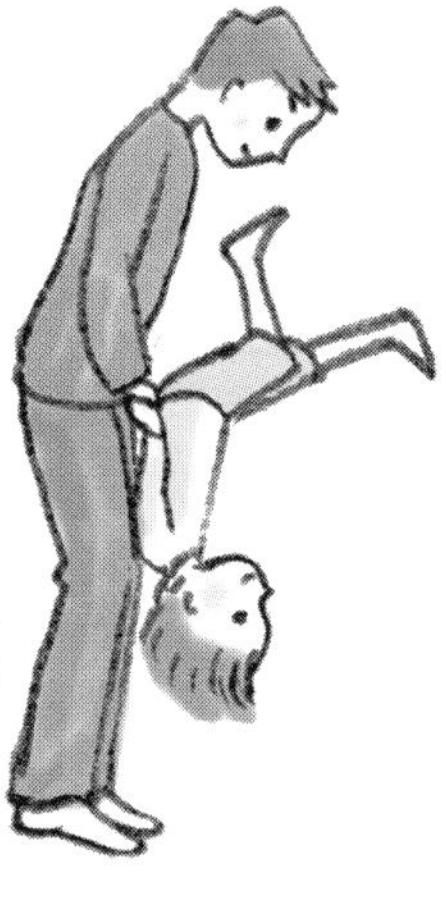

足抜き回り（ぐるりんぱ）などのじゃれつき遊びをすると集中力が高まる

＊成田奈緒子ら「じゃれつき遊びによるストループ正解数の変化」2009 年の実験

3

子どもを信じて育てる

子どもが心配だからと

手や口を出しすぎていないでしょうか。

「発達障害」かもしれないと思うと、さらに心配はつのります。

しかしそれは逆効果。

心配を信頼に変えていきましょう。

第3段階

「こころの脳」をしっかり育てる

こころの脳は、コミュニケーションや論理的思考など、社会で生きていくうえで必要な機能を担っています。

からだの脳と、おりこうさんの脳がしっかり育ってきたら、こころの脳を育てます。

こころの脳の働き

からだの脳で感じたことを、おりこうさんの脳にたくわえられた知識をもとに、こころの脳で判断したり、考えたりします。下記は機能の例です。

機能

感情のコントロール
不適切な喜怒哀楽をそのまま出さないようにコントロールする

コミュニケーション
相手のことを考えながらコミュニケーションがとれる

論理的思考
知識や情報が前頭葉で整理・統合され、考えることができる

想像力
人の気持ちや自分がおかれている状況をイメージして適切に行動する

▶脳の発達がアンバランスになっていると

からだの脳とおりこうさんの脳がしっかり育っていないと、こころの脳は育っていないため、上記のようなこころの脳の機能は働きません。

感情の抑制ができなくなる

人の気持ちを考えずに行動する

空気が読めない

↓

「発達障害」の症状にみえてしまう

イライラして衝動性が高かったり、まわりをみないで勝手な行動をしたりすると、「発達障害」かもしれないと疑われやすい

こころの脳の育て方

生活リズムを整えることは必須。さらに、子どもへさまざまな働きかけをしていきましょう。これは10歳前からできることです。

生活リズム
こころの脳をしっかり育てるにも、最優先は生活リズムが整っていること。「早寝早起き朝ごはん」を

不安をなくす
からだの脳ができていないうちに勉強で大きな負担をかけると、ストレスから不安に陥っていることがある。ようすをみて、負担を軽減し、安心させるよう働きかける

おしゃべり
楽しい雑談は、こころの脳を発達させる。まず子どもの話を聞こう

スキンシップ
思春期にかかるとハグなどはいやがることも。肩をたたく、ハイタッチなどでOK

声かけ
脳はくり返し入る刺激を重要なものと判断する。常にポジティブな声かけをしよう

一〇歳以降に育ちはじめる

こころの脳は、前頭葉にあたります。からだの脳と前頭葉をつなぐ神経回路もこころの脳で、一〇歳以降につながりはじめます。神経回路のひとつにモノアミン神経回路があり、精神の安定や論理的思考などを担っています。

こころの脳を育てるには、上記のように子どもへよいかかわり方をしていくことが大切です。前頭葉を鍛えることも意識しましょう（→P56）。

10歳前の子どもが、まわりの状況を考えずに自分勝手なことを言うと、親は心配。しかし、年齢的には無理もない

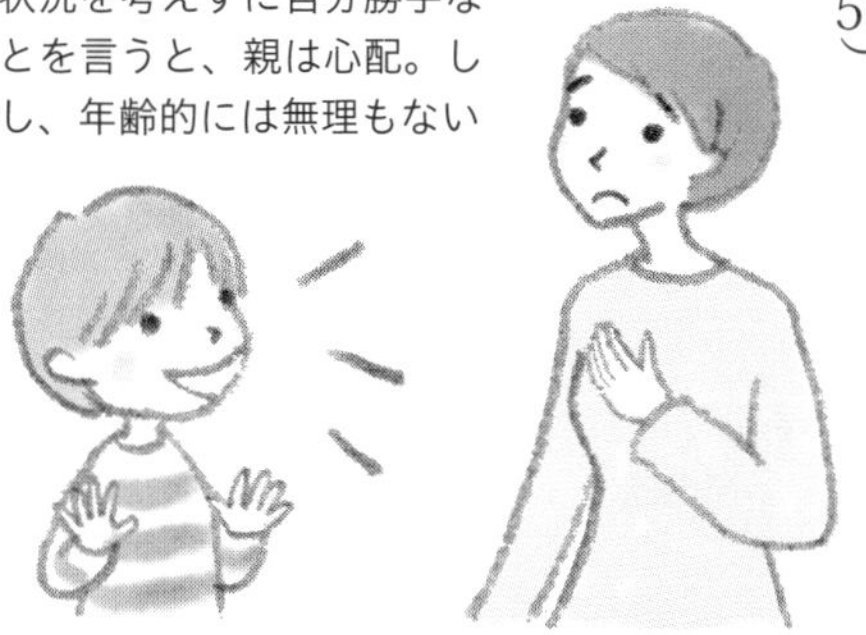

心配と信頼の比率を変えていく

子育ては心配の連続です。けれど心配しすぎて、手をかけすぎたり、過干渉になったりしていないでしょうか。それはこころの脳の発達を阻害します。一〇歳前から徐々に信頼へとシフトさせていきましょう。

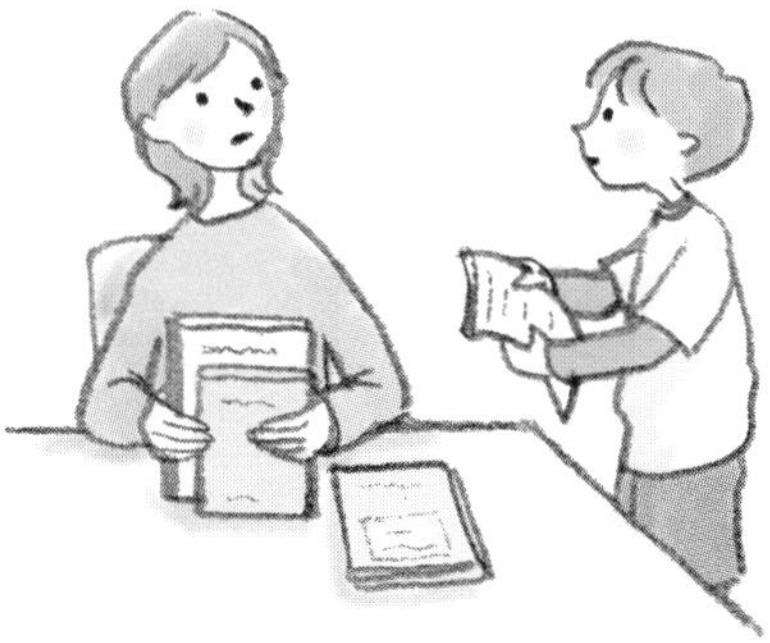

子どもの代わりに親が持ち物をそろえていると、子どもは自分で準備ができなくなる

心配しすぎていないか

子どものやることなすことが心配で、つい手を出しすぎていないでしょうか。よく気がつく親ほど、先回りして不安を解消しようとするので、過干渉になりがちです。

心配
↓
不安
↓
先回り
↓
過干渉
↓
こころの脳の発達を阻害する

なぜ心配しすぎるのか？

1 完璧主義

できて当然と子どもにがんばらせる。完璧主義の親は感受性が強く不安を察知しやすい傾向がある

2 人と比べる

万事を人と比べて、わが子が劣っていると思うことがあると不安になる。外からの高評価を望む

3 相談しない

人に弱みをみせたくないので困ったことがあっても相談しない。孤立しやすく、心配をつのらせる

郵便はがき

料金受取人払郵便

小石川局承認

1155

差出有効期間
2026年6月30
日まで

112-8731

東京都文京区音羽二丁目
十二番二十一号

講談社第一事業本部企画部
からだとこころ
編集チーム　行

（フリガナ）
ご芳名　　男・女（　　歳）

メールアドレス

ご自宅住所　（〒　　　　　）

ご職業　1 大学院生　2 大学生　3 短大生　4 高校生　5 中学生　6 各種学校生徒　7 教職員　8 公務員　9 会社員（事務系）　10 会社員（技術系）　11 会社役員　12 研究職　13 自由業　14 サービス業　15 商工業　16 自営業　17 農林漁業　18 主婦　19 家事手伝い　20 フリーター　21 その他（　　　）

★今後、講談社から各種ご案内やアンケートのお願いをお送りしてもよろしいでしょうか。ご承諾いただける方は、下の□の中に○をご記入ください。

□ **講談社からの案内を受け取ることを承諾します**

TY 000062-2405

愛読者カード

ご購読ありがとうございます。皆様のご意見を今後の企画の参考にさせていただきたいと存じます。ご記入のうえご投函くださいますようお願いいたします（切手は不要です）。

お買い上げいただいた本のタイトル

●本書をご購入いただいた動機をお聞かせください。

●本書についてのご意見・ご感想をお聞かせください。

●今後の書籍の出版で、どのような企画をお望みでしょうか。興味のある分野と著者について、具体的にお聞かせください。

●本書は何でお知りになりましたか。

1. 新聞（　　　　）　2. 雑誌（　　　　）　3. 書店で見て
4. 書評を見て　5. 人にすすめられて　6. その他

信頼の比率を上げる

　年齢とともに徐々に心配の比率を下げ、信頼の比率を上げていきます。成人するまでに信頼 100%に近づけていきましょう。

心配と信頼の比率

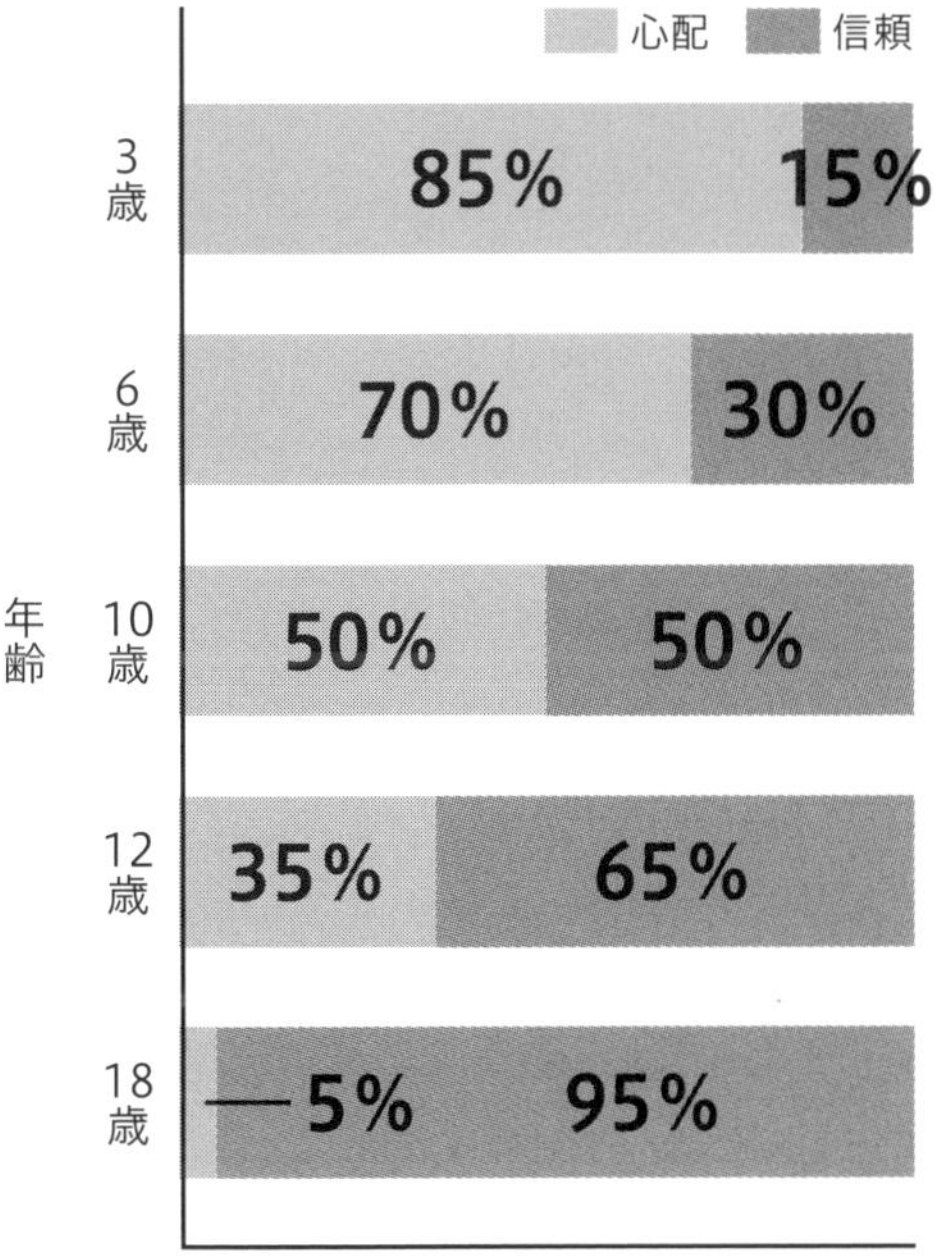
心配
信頼
年齢
3歳
85%
15%
6歳
70%
30%
10歳
50%
50%
12歳
35%
65%
18歳
5%
95%

5 歳ごろには、洗濯物をたたんでしまうことが任せられる

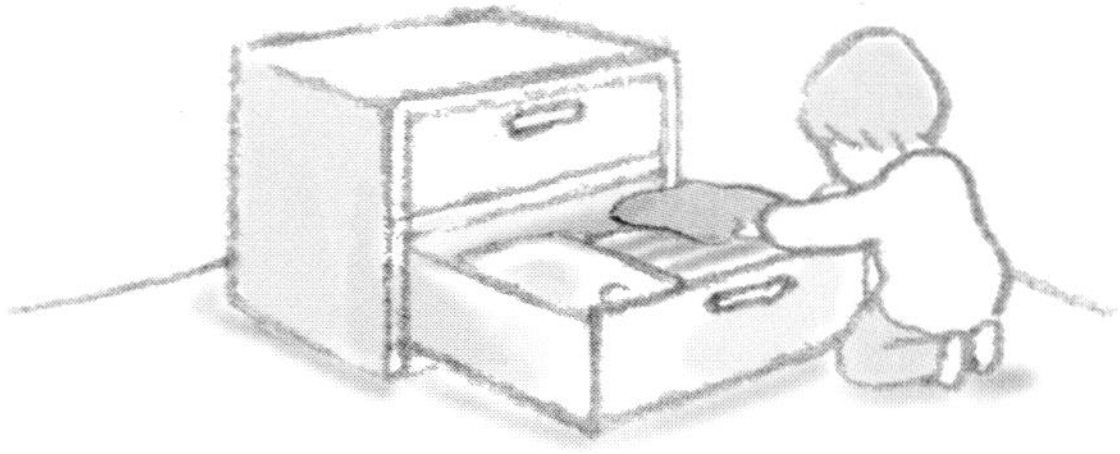

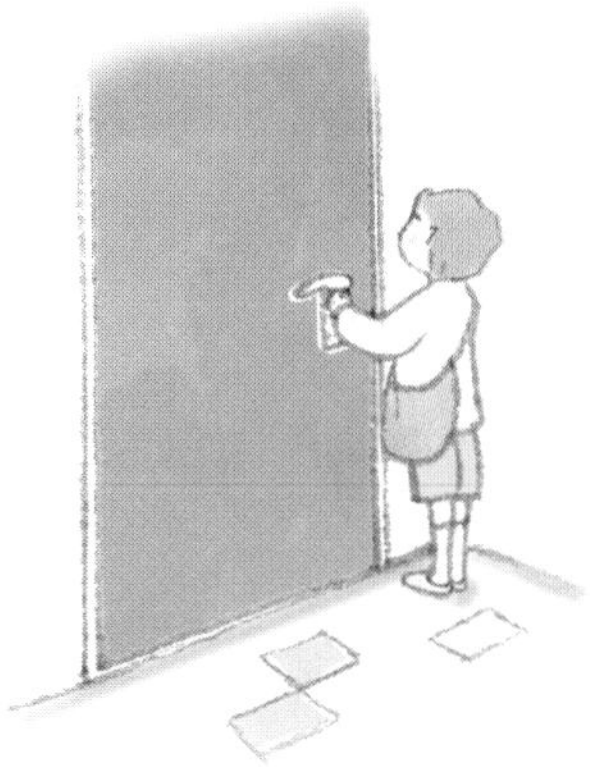

8 歳ごろには自分でカギを開けて家に入り、留守番ができる

失敗することがあっても信頼しつづける

　人間は成長につれてできることが増えていきます。そこに注目して、これができる、任せられると、子どもを信頼しましょう。

　失敗することがあっても、多少のことなら「のりこえられるだろう」と信頼します。放置するのではなく、見守ります。

Q 家のカギをなくすかもしれません

　小学校の中学年くらいになっても、子どもに自宅のカギを持たせることができない親が多いようです。なくしたら困ると心配しますが、なくしたら困るのは本人です。これは困ったと次回から気をつけるでしょう。なくさなければ自信になります。心配なら、まず電車に乗るとき切符を持たせるなどの練習をしてもいいでしょう。

コミュニケーション

雑談が子どもを精神的に安定させる

なにげない会話がこころの脳を育てます。モノアミン神経回路ができてくると、子どもは精神的に安定してきます。日ごろから、親子で楽しくコミュニケーションをとるようにしましょう。

コミュニケーションの基本は雑談

コミュニケーションがうまくとれない子どもは「発達障害」による社会性の障害を疑われかねません。しかし、親子のコミュニケーション不足が原因で、コミュニケーションのとり方が子どもの身についていないことがあります。

親子で、日ごろからなにげない会話をしましょう。こころの脳を育てることにつながります。

まず子どもの話を聞きましょう。とりとめのない話でも聞くことが大切です。忙しくても「あとで！」とつきはなさず、少しの間でいいので耳を傾けましょう。その余裕もないなら「晩ごはんのあとで」などと具体的に伝えます。

コミュニケーションが不足すると

子どもとのコミュニケーションが不足すると、子どもは話すのをあきらめてしまいます。やがて聞く、反応するなどのコミュニケーションもとらなくなります。「発達障害」のようなようすです。

話さない　**聞かない**　**反応しない**

↓

「発達障害」のようにみえる

楽しい会話を知らない、感情の表出をとめられていた、親が子どもの言いたいことを先回りして言うようにしていたなどの理由で、コミュニケーションをとるのが苦手になる

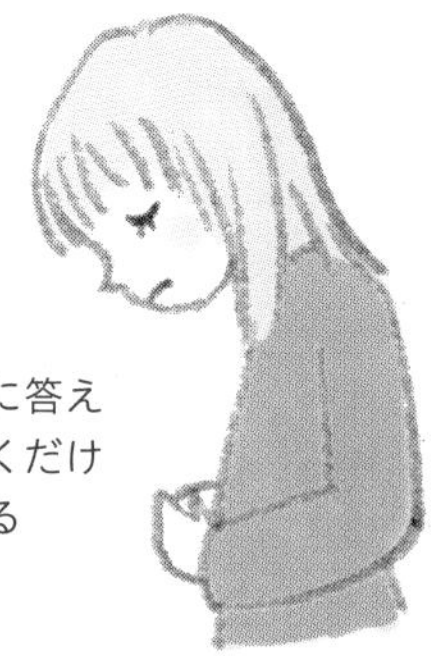

聞いたことに答えず、うつむくだけだったりする

楽しい雑談を

おしゃべりは何歳になっても楽しいもの。子どもにも、その楽しい体験をさせましょう。お説教やお小言はやめ、とりとめのない雑談をしましょう。

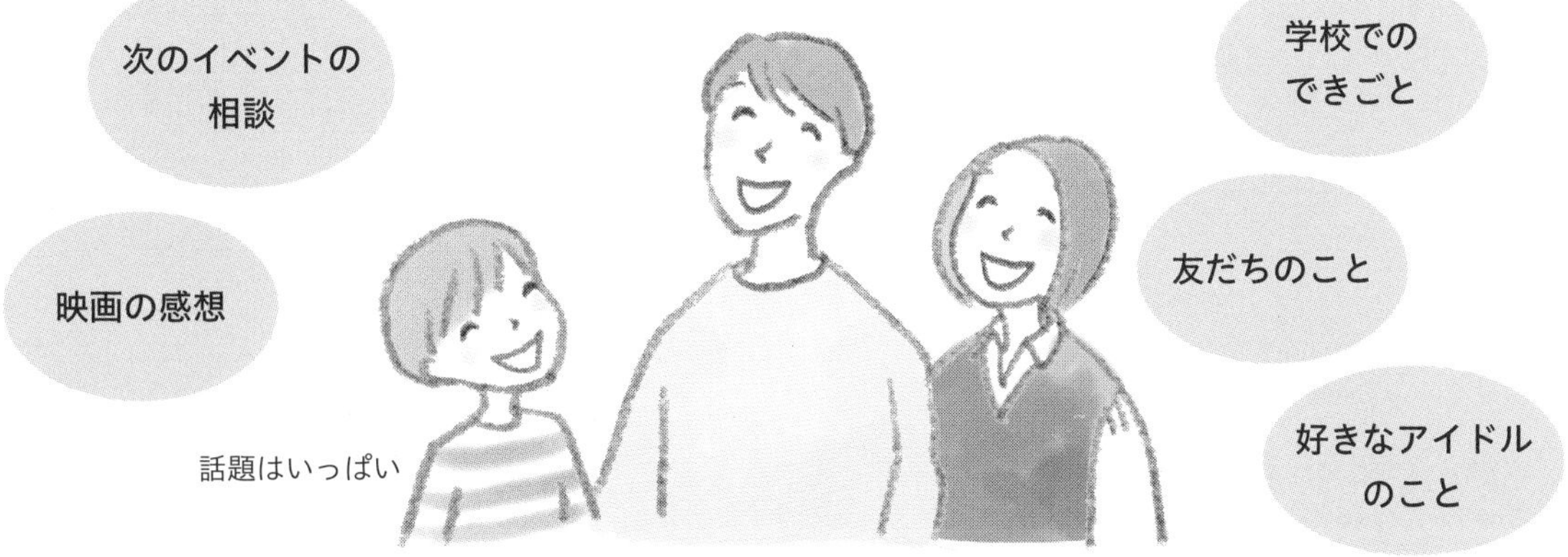
次のイベントの相談
学校でのできごと
映画の感想
友だちのこと
好きなアイドルのこと
話題はいっぱい

ポイント
子どもの話をさえぎらない
途中でさえぎられると話す気がなくなる。最後まで聞こう

ポイント
親が決めたことを強制しない
子どもの希望や考えを聞かずに勝手に決めない

ポイント
子どもの話を否定しない
くだらない、バカみたい、などと否定しない

言外の意味をつかむ練習を

言葉にふくまれている意味をとらえる練習をさせましょう。

最初は簡単な会話ですが、徐々に理由や状況を正しくつけ加えるように言わせます。例えば、次のように進めます。

「おかし、食べたい」

←「おなかがすいた。おかし、ください」

←「夕飯まで時間がありますが、おなかがすきました。おかし、食べてもいいですか」

自分の言葉の背景や理由まできっちり言う練習をすることで、人が言うことの背景や理由を想像できるようになります。言葉にしない気持ちをくみとることができるようになるでしょう。

家庭でも「あいまい言葉」を使わない

子どもに言ったはずなのに、「聞いてない」という返事。これは不注意かコミュニケーションの障害か「発達障害」を疑う前に、こころの脳が未発達の段階ではないかと、考えてみましょう。

あいまい言葉は伝わらない

前頭葉が未発達な段階では、「あれ」「ちゃんと」などの言葉は伝わりません。具体的に言うようにしましょう。

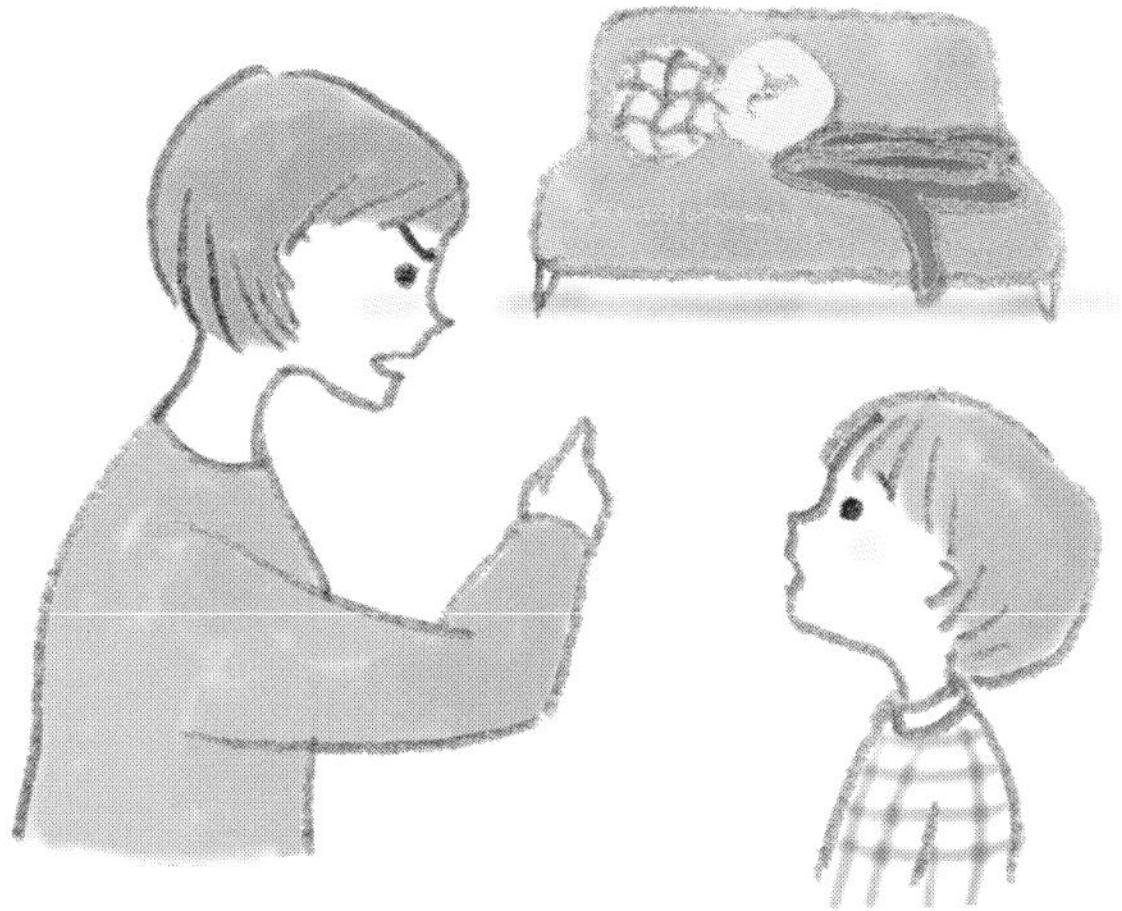

「ちゃんと片づけなさい！」

↓

「ぬいだコートは自分の部屋のコートかけにかけなさい」

「？？片づけたよ」

子どもは、リビングのソファの上に置いたので、「ちゃんと」片づけたと思っている

言外の意味も全部伝える

言いたいことが伝わらないのは、聞いていないか、聞いていても意味が通じていないかでしょう。聞いていないのは、テレビを見ているなど、こちらに注意が向けられていないときになにかを言ったからということが多いようです。「わかった」と返事をしても、じつは聞いたことを理解していません。こちらに注意を向けさせてから、言うようにします。

聞いていても意味が通じていないのは「ちゃんと」などのあいまい言葉を使ったからかもしれません。具体的に言いましょう。また、言外の意味まで言葉にして、フルセンテンスで伝えましょう。

正確に伝えるには

必要なことを子どもにわかるように正確に伝えるには、「ロジカルに」「フルセンテンスで」が基本です。

ロジカルに

５Ｗ１Ｈを意識すると論理的に伝えることができる

When	いつ
Where	どこで
Who	だれが
What	なにを
Why	なぜ
How	どのように

例

「明日、お母さんは仕事で帰りが６時をすぎるから、あなたは、夕方６時までに、(家で、) お米をといでおいてください」

フルセンテンスで

「お風呂を見てきて」

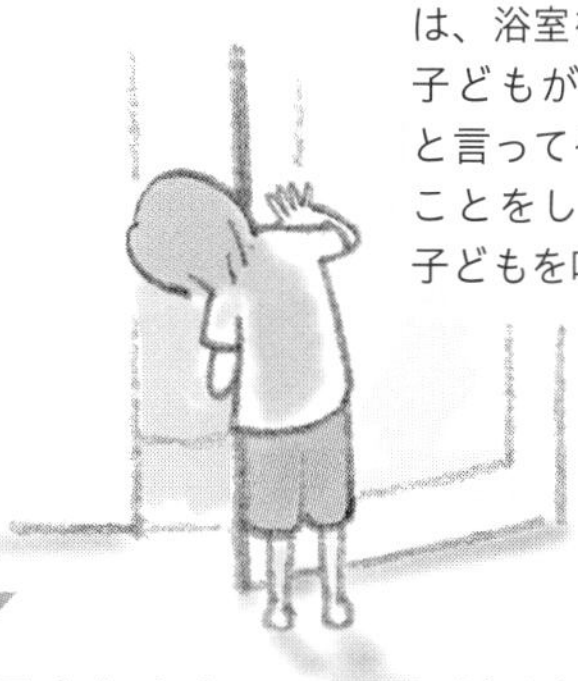

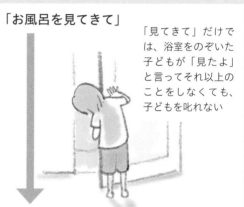

「見てきて」だけでは、浴室をのぞいた子どもが「見たよ」と言ってそれ以上のことをしなくても、子どもを叱れない

「お風呂をわかしているのだけれど、ふたをするのを忘れたかもしれない。ふたをしていなかったら、ふたをしてください」

伝え方のコツ

①あいまい言葉を使わない

次のような「あいまい言葉」は、「発達障害」を疑われる子どもには使わないほうが無難です。

・ちゃんと、きちんと
・しっかり
・もうすぐ
・早く
・あとで、そのうち
・大きな、小さな
・あれ、それ　など

②記憶に残るように

わかりやすく、記憶に残りやすい伝え方には、コツがあります。

・「お願いしたいことが二つあります」と、最初に言うことの数を伝えます。
・「明日はスイミングを休みます」と、要点から言うのも有効です。
・「明日、どうするんだっけ？」などと、伝えたことを復唱させると確実です。

抑制力など

前頭葉を鍛えるいろいろな遊び

こころの脳は前頭葉と、前頭葉へつながる神経回路ですから、こころの脳を育てるには、前頭葉を刺激することが有効です。就学前からいろいろな遊びをして、多くの刺激を与えましょう。

刺激は多種多様なほうがよい

前頭葉にはさまざまな働きがあり、それのどれか一つを育てればいいというわけではありません。例えば週一回のスイミングなどは無駄とは言いませんが、できれば同じ刺激をくり返すのではなく、多種多様な刺激を与えるほうが、前頭葉はよりよく育ちます。

- 抑制力
- 論理的思考
- 注意力
- 集中力

料理はもっとも有効

料理は大人にとっては家事ですが、子どもにとっては遊びの一環ともいえるでしょう。料理にはさまざまな要素があり、すべてが脳を育てるのに役立ちます。

考える
献立を決め、段取りを立てる

準備する
材料や調理器具、食器をそろえる

洗う、むく、切る、こねるなど

加熱する
手指を使って下ごしらえをし、火気を使って調理する

もりつける
器の大きさ、量を考える

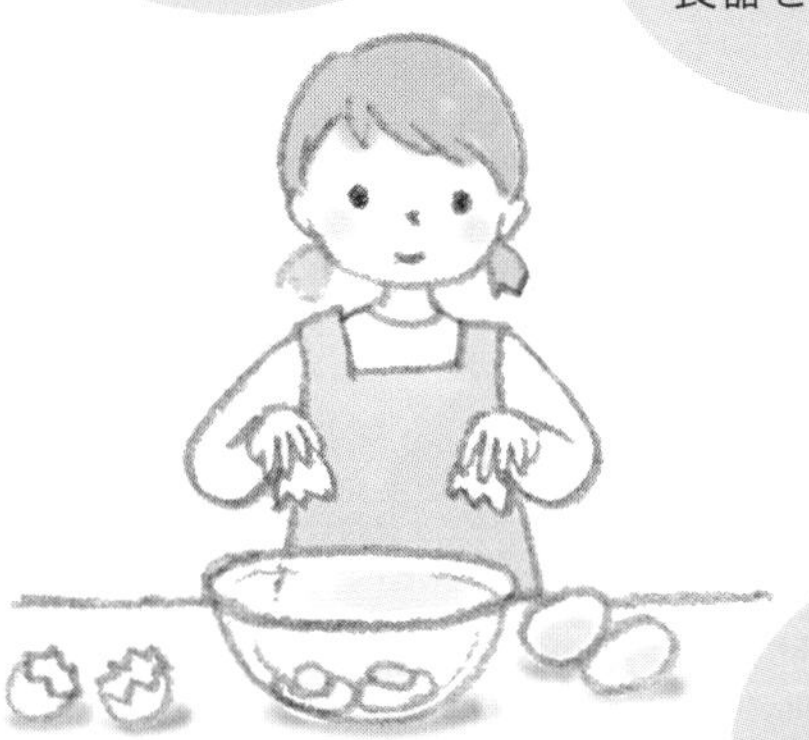

卵を割りほぐすだけでも、力加減など多くの要素がある

発展させよう

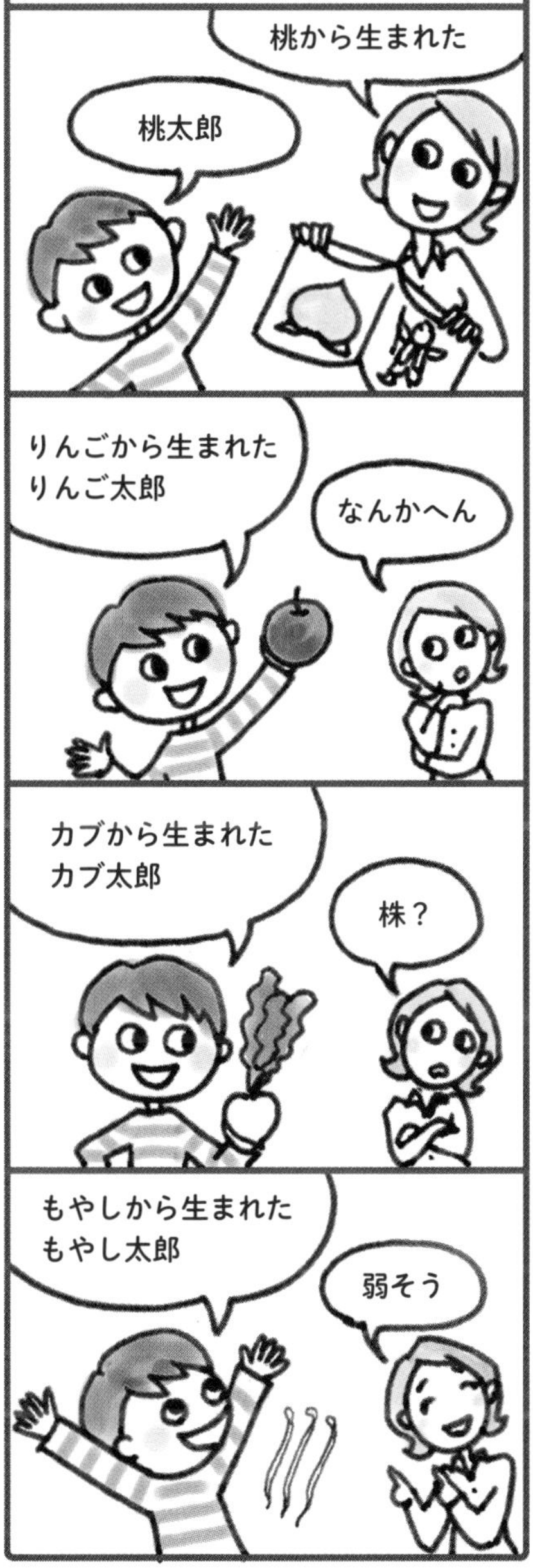
桃から生まれた
桃太郎
りんごから生まれた
りんご太郎
なんかへん
カブから生まれた
カブ太郎
株？
もやしから生まれた
もやし太郎
弱そう

遊びの例

　言語に関する部位は脳の側頭葉にありますが、言葉を取り出して組み立てたり、考えたりするのは前頭葉の働きです。言葉に関する遊びは、前頭葉を刺激することができます。抑制力をつける遊びもぜひおこないましょう。

言葉の連想

１分間などと時間を決め、「ま」のつく言葉、などをいくつ挙げられるか競う

しりとり

自分が答える番になると前頭葉の血流が上がることがわかっている

なぞなぞ

本が市販されているが、問題を自分たちで考えてもよい

旗上げゲーム

抑制力をつける遊び。左右に違う色の旗を持ち、「赤上げて、白下げる」など、号令に合わせて旗を上げ下ろしする

物語のアレンジ

物語などをアレンジして、新しい物語を考える。例えば、浦島太郎が助けたのがくじらだったらどうなるだろう

読み聞かせ

本を読み聞かせるだけでなく、読み終えたあとに感想を述べ合う。ときにはわざと間違えて読んで気づかせると注意力が鍛えられる

具体策4

忘れ物が多くて心配なら

Gくんは小学１年生。
忘れ物が多く、ほとんど毎日なにかを忘れています。
家から学校へもっていくものは私（親）が準備できますが、
学校から持ち帰るものはどうしたらいいでしょう。

過干渉になっていないか

忘れ物をさせないのは親の役目とばかり、教科書、宿題プリント、筆箱など、その日の持ち物を親が毎日そろえていませんか。

入学後しばらくは子どもといっしょにランドセルの準備をしてもいいでしょうが、長期間続けないようにしましょう。親が毎日準備していると、子どもは持ち物の準備を親に頼るようになり、できなくなってしまいます。

困るのは子ども本人

じつは忘れ物をしても大問題になることはほとんどありません。困るのは子ども本人で、親が困ることもまずありません。多少の忘れ物なら、友だちに借りるなどすればすみます。

これまで親が準備していたなら「今日から自分でそろえようね」と言って、手を出すのをやめましょう。忘れ物をして、本当に「困った」と痛感すれば、持ち物の準備を真剣にやるでしょう。むしろ、失敗をすることでいろいろ考えるようになります。やがて脳が発達するにつれ、大事なものは忘れないようになっていきます。

持ち物の準備は朝ではなく前日にさせます。「明日の準備はできた？」などと、声かけするのはいいです。学校から持ち帰るものは左図のようにしましょう。

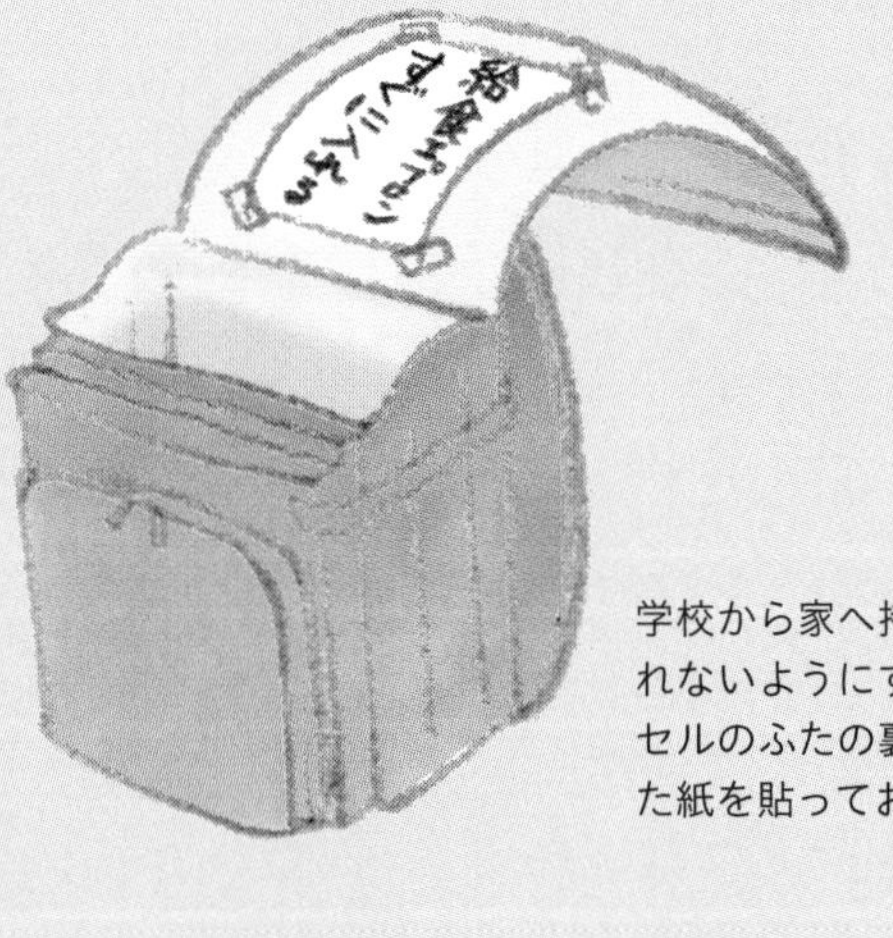

学校から家へ持ち帰るものを忘れないようにするには、ランドセルのふたの裏側にメモを書いた紙を貼っておくといい

具体策5

宿題をやらなくてイライラするなら

Hくんは小学２年生。
学校から帰ってもダラダラしています。
宿題は？　と言うと机に向かいますが、やる気なし。
イライラして、叱りながらつききりでやらせます。

脳は休む時間が必要

子どもは学校で勉強したり、友だちと遊んだりしています。その間、脳はフルに活動しているので、帰宅するころには疲れきっています。帰宅してすぐに宿題をさせると、脳は休むことができず、疲れがたまってしまいます。

帰宅したら、しばらくはボーッとしてなにも考えない時間をとるなど、脳を休ませましょう。せめて三〇分はそのままに。その後、じゃれつき遊びなどをしてから宿題にとりかかるといいでしょう。

小学校の低学年のうちなら宿題はさほど多くないので、夕食前にすませることができるでしょう。

強制はしないで

子どもが宿題をやらなくてイライラしても、ぜひ避けたいのは、「叱りながら」「つききりで」やらせることです。からだやこころの状態ができていないのに、無理やり「やれ」と強制するのは、脳の発達を阻害します。また、深夜までやらせるのは、生活リズムをみだすので、厳禁です。

宿題をやらないと、先生に叱られたり、成績が下がるなど、困るのは本人です。そのとき、どうすればいいか自分で考えるようになります。宿題をやることが大事だとわかれば、自分からやるようになります。本人に考えさせることが、こころの脳の発達を促します。

一つひとつ正解を書かせたり、雑な字を書き直させたりなど、つききりで宿題をみるのはやめよう

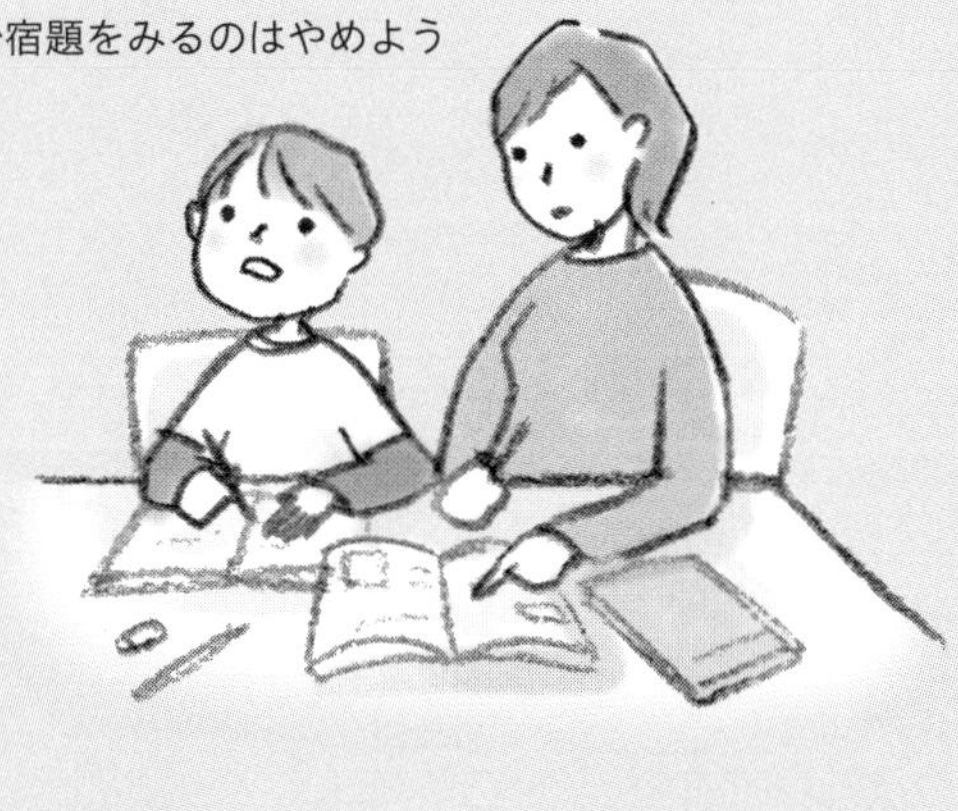

具体策6

片づけができなくて困るなら

Ｉさんは小学３年生。
自分の部屋は散らかり放題。
リビングルームにも服やぬいぐるみなどが置きっぱなしです。
注意しても片づけないので、困っています。

必要だと感じさせる

「片づけなさい！」と叱っても、ほとんど効果はないでしょう。もしかしたら、幼少期から親が片づけていたため、子どもは片づけ方がわからないのかもしれません。

片づけられないのはダメ、と本人を否定するのではなく、行動を促すようにします。例えば、「片づいていないと物を探すのが大変だよね」と片づけの必要性を実感させたり、「いっしょに片づけようか」などと片づけ方を教えたりしてみます。

そのとき「ちゃんと片づけなさい」などと、あいまい言葉を使わないようにしましょう。

固有スペースは任せる

片づけ方を教えておけば、子ども部屋や机など、固有スペースの片づけは本人に任せてもいいでしょう。子ども部屋が散らかり放題でも、困るのは本人です。物がなくなるなど、本当に困ったら、片づけるようになります。

ただし、リビングルームなどの共有スペースは、そうはいきません。個人の物は共有スペースに置かないなどのルールを決め、子どもにも守らせます。もし、共有スペースに物が置きっぱなしになっていて、それが家族のじゃまになっているなら、捨てていいことにします。そのことを、子どもにも説明しておきましょう。

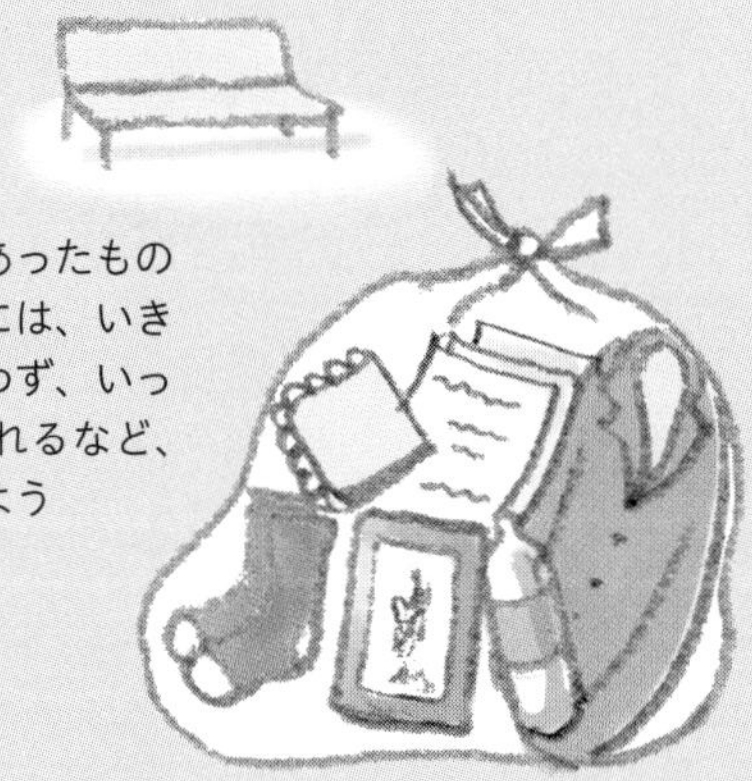

共有スペースにあったものを処分するときには、いきなり捨ててしまわず、いったんゴミ袋に入れるなど、猶予期間を設けよう

4

信頼が成長につながる

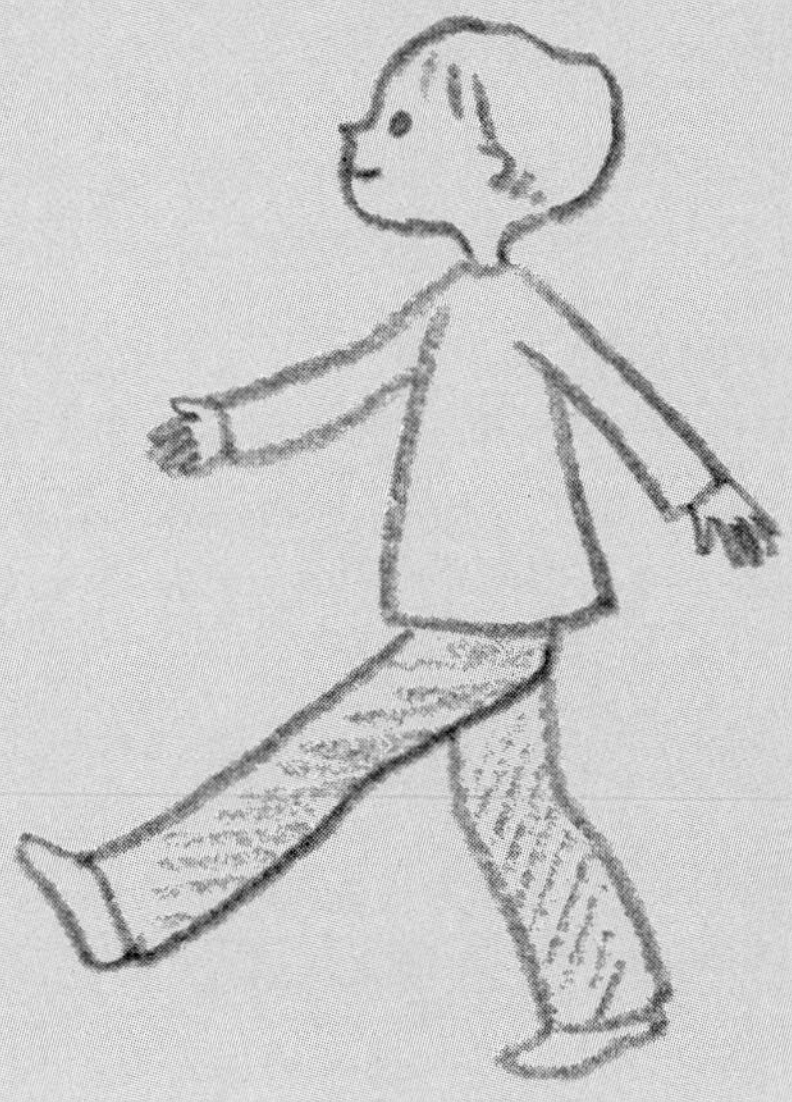

子どもを信じて、失敗をおそれず、

さまざまな体験をさせましょう。

それが自己肯定感を高めることになります。

こころの脳が育ち、

自立した大人へ成長していくでしょう。

失敗しても立ち直る力をつける

多少の失敗をしても親は手を出さず、子どもの立ち直る力を信じましょう。そのためには、失敗をのりこえる力、レジリエンスが必要です。どのようにすれば、レジリエンスを育てられるでしょう。

レジリエンスの要素

レジリエンスは、自己肯定感、社会性、ソーシャルサポートの３つからなります。高めるには親の関わり方が重要です。

レジリエンスが高いと

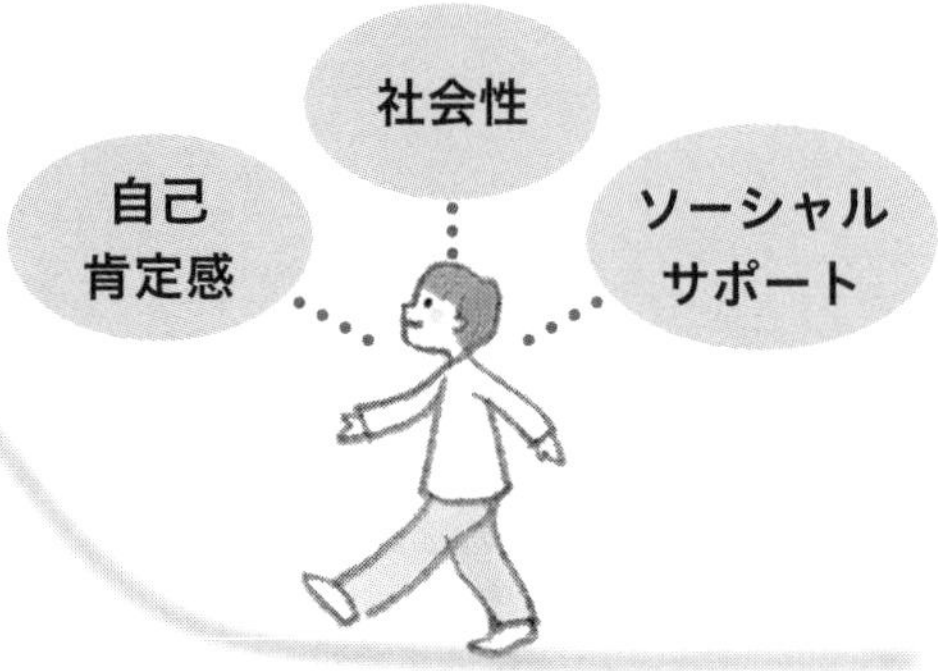

失敗しても自分を信じ、足りないところはサポートを得て、のりこえることができる

レジリエンスが低いと

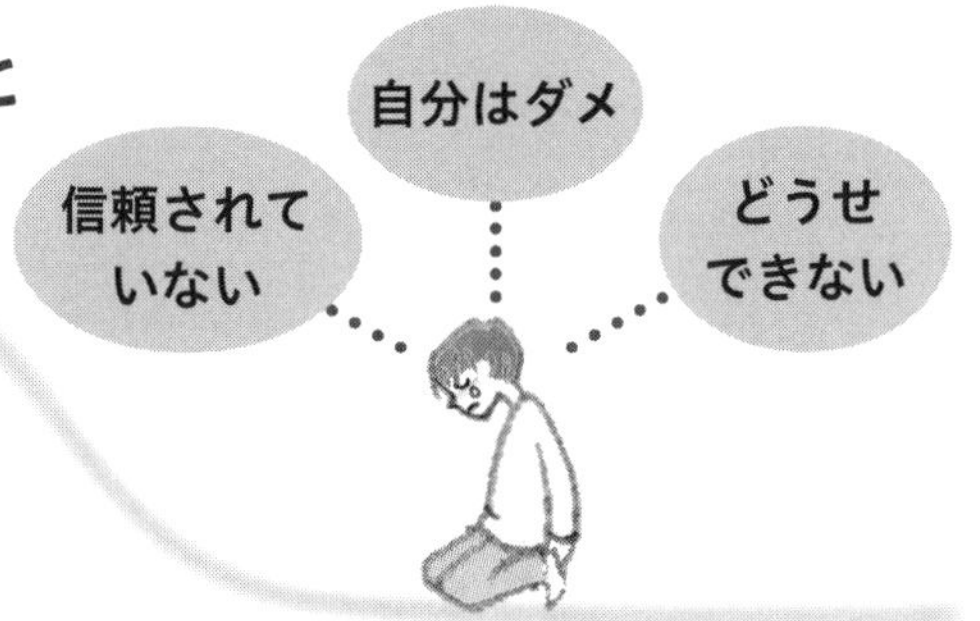

失敗したとき、どうしたらいいかと考える前に、どうせできないとくじけてしまう

レジリエンスを鍛えて こころの脳を育てる

失敗してもくじけず、反省したり対処を考えたりすることで、こころの脳が育ちます。ところが、レジリエンスが低いと、失敗にくじけてしまいます。こころの脳を育てるためにも、レジリエンスを鍛えましょう。

レジリエンスは、三つの要素からなります。自己肯定感、社会性、ソーシャルサポートです。

このうち、ソーシャルサポートとは、困ったときに助けを求めることです。人はひとりで生きているわけではなく、まわりの人のサポートがあってこそ生きていけます。まず、親がサポートに対する見解を変えることが大切です。

レジリエンスの鍛え方

レジリエンスは、生来備わっているものではなく、鍛えることで身についていきます。また、何歳からでも鍛えはじめることができます。

成功体験を増やす

子どもができることは親が手を出さず、すべてやらせる

「構造化」が役に立つ

物の置き場所を決めてラベルを貼るなど、可視化したり、わかりやすくしたりすることを構造化という

失敗しても責めない

子どもに原因があるかのように責めないで、どうすればよかったか反省させる

親が失敗をおそれない

失敗させまい、完璧であるべき、と考えていると、子どもの失敗が許せなくなる。失敗はいい経験だなどと、失敗をおそれない気持ちが大切

親が失敗談を語る

親でも失敗したのだから自分は大丈夫と安心する

楽しければ、盛ってもいい

失敗談は人生訓ではない。むしろやや盛るぐらいで楽しく話し、皆で笑おう。親の自慢話は厳禁

日ごろから放っておく

過保護や過干渉にならないよう、日ごろから「放っておく」ぐらいの意識で

サポートを拒否しない

サポートに対する意識を変えよう（→ P86）

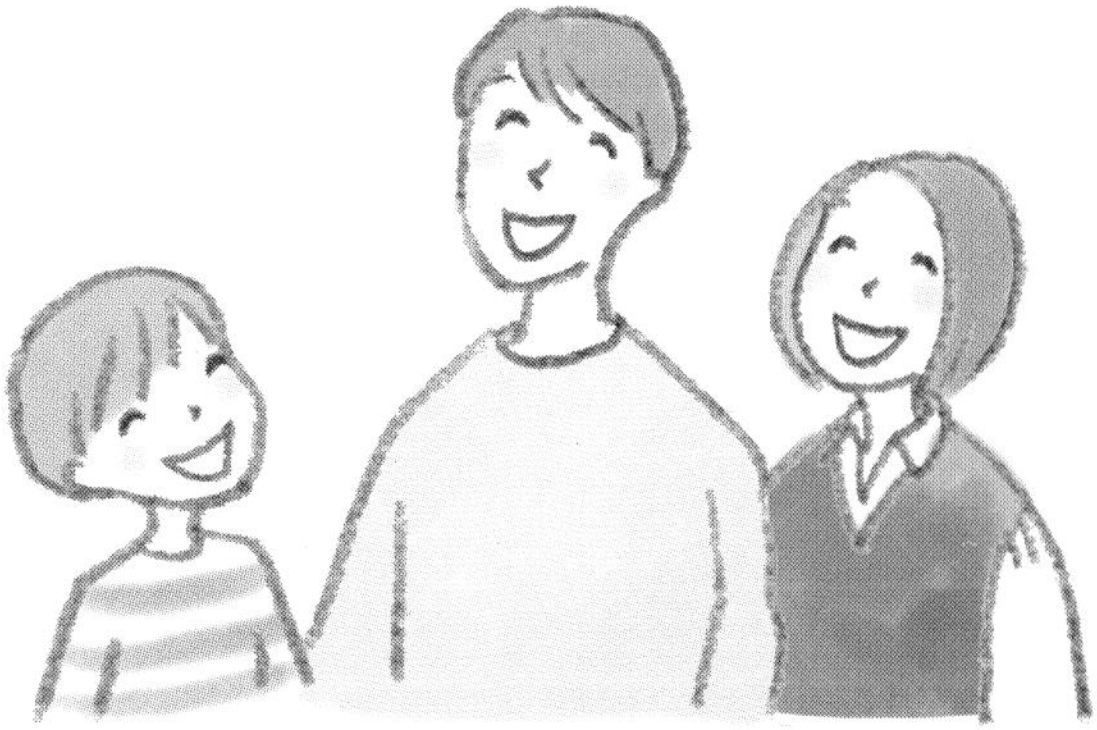

自分の失敗談を話すことなら、
今日からでもできるはず

ほめるのではなく子どもを認める

「発達障害」や、「発達障害」を疑われる子どもは、自己肯定感が低い傾向があります。自己肯定感を高めようとして無理にほめなくてもいいのです。子どものいいところをみつけて認めましょう。

ほめることが難しいなら

子どもの自己肯定感が低いのは、親が常に子どもを心配し、過剰に手をかけていることも要因のひとつです。子どもは心配されてばかりいる自分を、親に信頼されていない自分だと感じます。それはダメな自分でもあります。これでは自己肯定感が高まりません。

自己肯定感を高めるには、子どもをほめるといいと言われますが、じつはほめるのは難しいです。成績に目がいきがちだからです。

点数や結果ではなく、成長を認めましょう。子どもを信頼し、いいところをみつけましょう。みつけたことを言葉にすれば、不自然なほめ方にはなりません。

よいところをみつける

ものごとは、とらえ方によってプラスにもマイナスにもなります。子どものよいところがみつけられないというなら、まず、子どもへの見方を変えてみましょう。例えば、以下のようにとらえ直すことができます。

走り回って落ち着きがない →	楽しそう、元気だな
授業中になにも発言しない →	よく考えているようだ
言うことがコロコロ変わる →	発想力がある
がまんできない →	切り替えが早い
ひとつのことを続けられない →	好奇心が旺盛
すぐに怒る →	感情を隠さない、正直
ノーと言えない →	器が大きい、寛容
おしゃべりで騒々しい →	明るい、ムードメーカー

子どもの成長をみつけよう

昨日までできなかったことが、

今日はできるようになっていないか？

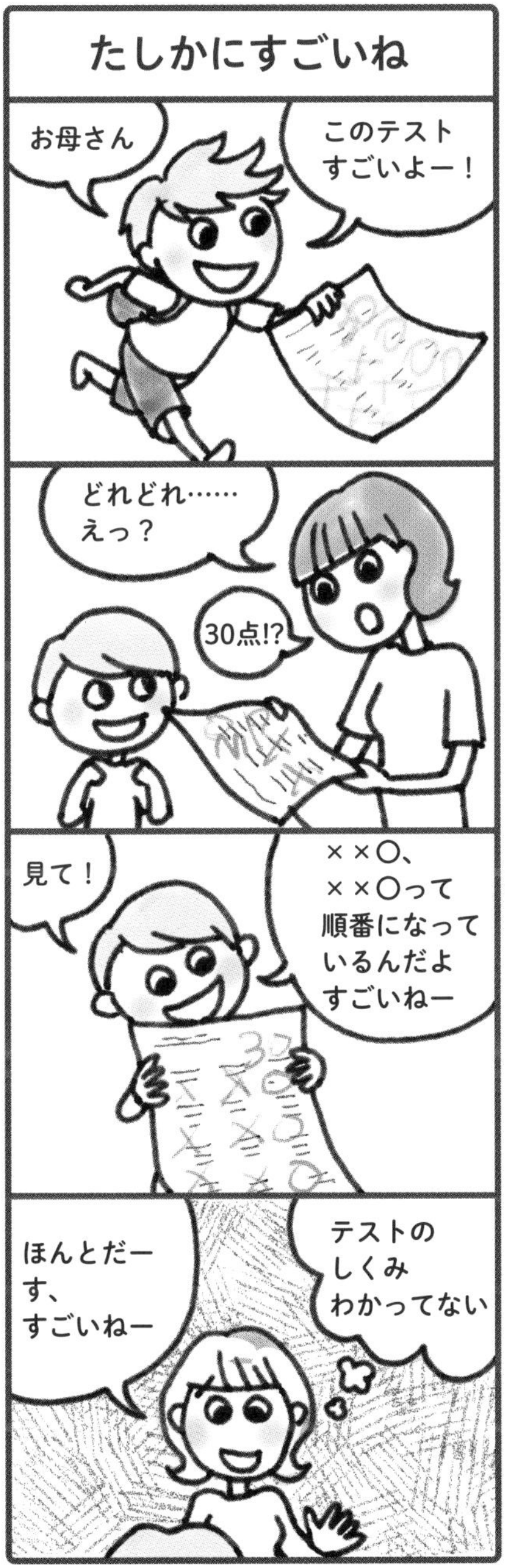
たしかにすごいね
お母さん
このテスト
すごいよー！
どれどれ……
えっ？
30点!?
見て！
××○、
××○って
順番になって
いるんだよ
すごいねー
ほんとだー
す、
すごいねー
テストの
しくみ
わかってない

言い方に注意

子どもを認められるならほめなくていい、というわけではありません。ほめられればうれしいし、自己肯定感は高まります。ただ、下記のような言い方には注意しましょう。

点数をほめない

100点だからすごい、1番になったのはえらい、などと点数や数字でほめないように。100点とったなら、がんばったことをほめよう

ほめすぎない

ほめすぎると、子どもはほめられて当然と、ほめられてもうれしさを感じなくなる

自分の武勇伝を語らない

「パパはいつも1番だった」などと言うのは、子どもにとっては「だからおまえもがんばれ」とはならず、意欲がなくなるだけ

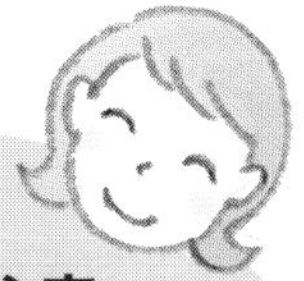

表情に注意

例えば「宿題あるね」と、笑顔で言うと、すぐにできそうな気がするが、暗い顔で言うと、無理そうな気になってしまう

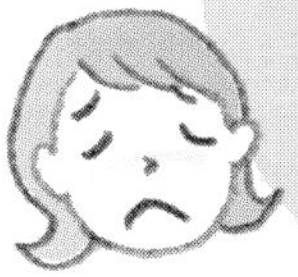

自己肯定感

家庭のなかに役割を与える

子どもの自己肯定感を高めるには、家庭のなかに役割を与え、それをおこなったら親から感謝を伝えるのがよい方法です。子どもは、人の役に立つ、かけがえのない自分を感じることができます。

役割を果たすのはお手伝いではない

子どもに家事を分担させましょう。そのとき「洗濯物をたたんでくれる？」などと、お願い口調にする必要はありません。子どもは家族の一員ですから、能力に応じて家事を受け持つのが当然です。親の「お手伝い」ではなく、家族それぞれが果たす役割なのです。

役割は、たとえ試験期間中でも、例外ではありません。勉強の時間を調整して、やるべきことはやらせましょう。

役割を与えて果たさせることは、大人になってから、社会での役割を果たすことにつながります。こころの脳が育ち、自分をフルに活かせる人間になるでしょう。

こころの脳が育つ

子どもは自分の役割を果たすために、なにをどのようにすればよいか、段取りを考え、工夫しながら進めるでしょう。ときには遊びたい気持ちをがまんすることも。家庭のなかに役割を与えることは、こころの脳を育てます。

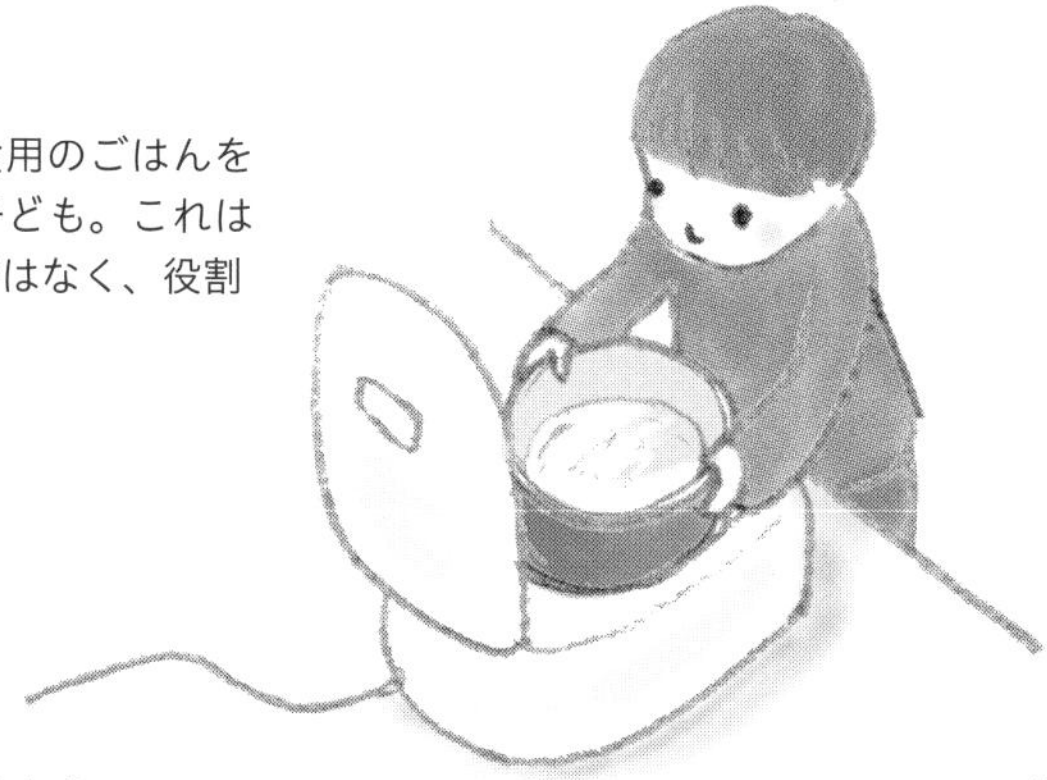

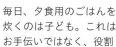

毎日、夕食用のごはんを炊くのは子ども。これはお手伝いではなく、役割

自分がやるから、みんながごはんを食べられる

有用感を得る → **自己肯定感が高まる** ← **自信がつく**

遊びたい気持ちをがまんするのは自己コントロール

感謝を伝える

「ありがとう」のひと言でもいいので、子どもがおこなったことに感謝を伝えます。それは子どもを認め、信頼することでもあります。

手を出したくてもがまん

子どものやり方がへただったり、効率が悪かったりしても、その子なりのやり方に任せよう。やり方や手順は最初に説明しておき、あとは手を出さない

言葉で伝える

やってくれたことに対して、「ありがとう」「助かった」などと、言葉で伝える

おだちんは渡さない

労働の対価として親が子どもに賃金を払うのは筋が通らない。家族が協力し合って家庭は運営されるもの

ときには助け舟を出す

どうも無理そうだというときは、「今日はお母さんがやろうか」などと助けてもいい。本来は子どもの役割なので「ありがとう」「お願いします」の返事はもらう

こづかい制にして社会性を育てる

子どもがほしがったり、いると言われたりしても、安易に買い与えてしまうのは避けましょう。お使いを頼み、一〇〇〇円札を渡して「おつりはおだちん」というのも、よくありません。子どもは「お金はわいてくるもの」「親のすねはかじって当然」と思ってしまうでしょう。

一ヵ月のこづかい制にして限度を決め、そのなかでやりくりさせましょう。

金額は学年×一〇〇円＋α。αは、家庭の経済状況によって設定します。文房具や衣服などの必要なものは別など、こづかいを使う範囲を決めておきます。

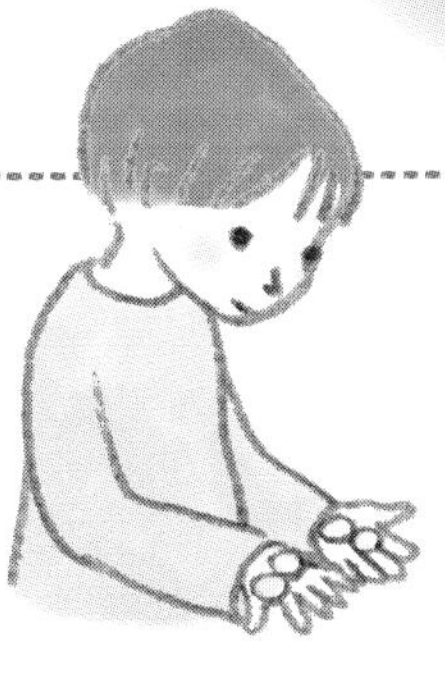

こづかいをどう使うかを考えさせることは、経済観念をつけ、社会性を育てることに役立つ

正論を言うより、バレていると気づかせる

子どもがうそをついているときや、暴言を吐いたときには、制止して正論を説教したくなるでしょう。
しかし、それは逆効果。大人は子どもより「一枚うわて」の対応をしましょう。

正論をぶつけると

　子どもがうそをついたとき、正論をぶつけて叱るのは、子どもを追い詰めることになりかねません。その結果、「発達障害」のような症状が現れる子どももいます。

忘れ物をしたと親が気づく

上ばき
持っていくの
忘れたでしょ！

↓

子どもはうそをつく

持っていったよ

親に認めてほしい

ダメな子だと思われたくない。
親を喜ばせたい

うそをついたことを
許さない

↓

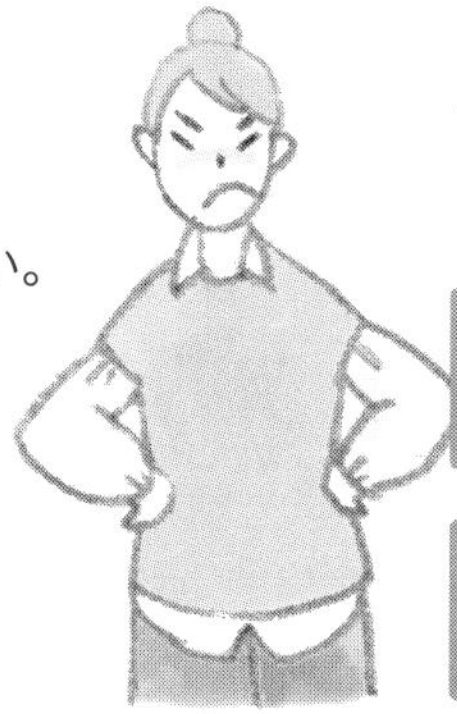

叱る

うそはどろぼう
の始まりだよ

正論をぶつける

子どもは

不安になる

落ち着かなく
なる

なにも言えなくなる

コミュニ
ケーションが
とれなくなる

攻撃性が現れる

キレる

「発達障害」のような症状が現れる

叱りたくなったら

子どもがうそをついたときや暴言を吐いたときには、親は「一枚うわて」の対応をしましょう。そのとき、言ってはいけないことにも注意します。

暴言を吐いたとき

「○○のやつ、頭にきた。ぶっ殺してやる」

オウム返しをする

「そうかぁ。○○くんをぶっ殺すのか」

子どもは「そんなわけないよ」と驚く

余裕をもって

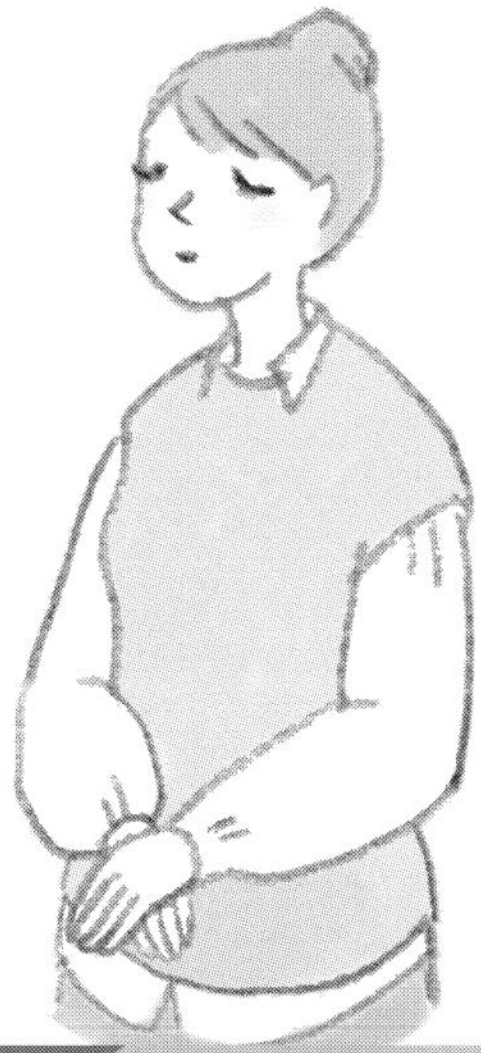

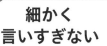

うそをついたとき

「上ばき、持っていったよ」

泳がせる

「ふーん。家にも上ばきがあるよ。2足あったのかぁ」

子どもは「バレてる」と気づく

注意 **細かく言いすぎない**

注意 **正論を言いすぎない**

注意 **「あなたのため」は禁句**

叱られてばかりの子は本音が言えなくなる

子どもがうそをついていると親が気づくと、「うそをつくんじゃない！」などと強く叱りたくなるでしょう。しかし、子どもがうそをつく理由はそこにあります。

子どもは誰でも親に認めてほしいと思っています。叱られたり、怒られたりしたくないので本音が言えず、うそをつくのです。

子どものうそに気づいたら、なにくわぬ表情で受け流し、機会があったら軽く指摘しましょう。

「一枚うわて」とは

子どもの言動に左右されず、一段階上にいて「すべてお見通し」の落ち着いた対応。

例えば、あえて正解を言わずヒントを与えて、子どもに気づかせる。子どもは大人の言うことに集中し、考えることで脳が育つ。

成長を促すストレスの与え方

子どもには少しストレスを与えるほうが成長すると考える親がいます。しかし、ストレスの内容や与える時期、子どもの状態によっては、子どもがつぶれてしまうことがあります。

よいストレスが成長を促すのは一〇歳以降

ストレスをかければ子どもは成長すると信じている人は多いようです。しかし、ストレスには二種類あり、成長を促すのはよいストレスのほうです。

ただし、親が「これはよいストレス」と思って与えても、向上心や主体性を発揮できるのは一〇歳以降です。さらに、からだの脳がしっかりできていて、こころの脳が育っている子どもに限ります。

一方、悪いストレスは子どもの発達を阻害し、心身に負担をかけます。子どもはストレスに気づきにくいので、親は日ごろから子どものようすに注意しましょう。

ストレスは2種類

ストレスにはよいストレスと悪いストレスがあります。

悪いストレス

不安、緊張、恐怖など、心身の状態を悪化させる

子どもの年齢や脳の発達によっては、ストレスの受けとり方で、どちらにもなりうる

よいストレス

スポーツでの「適度な緊張感」のように、前向きになれるストレス。成長を促すことができる

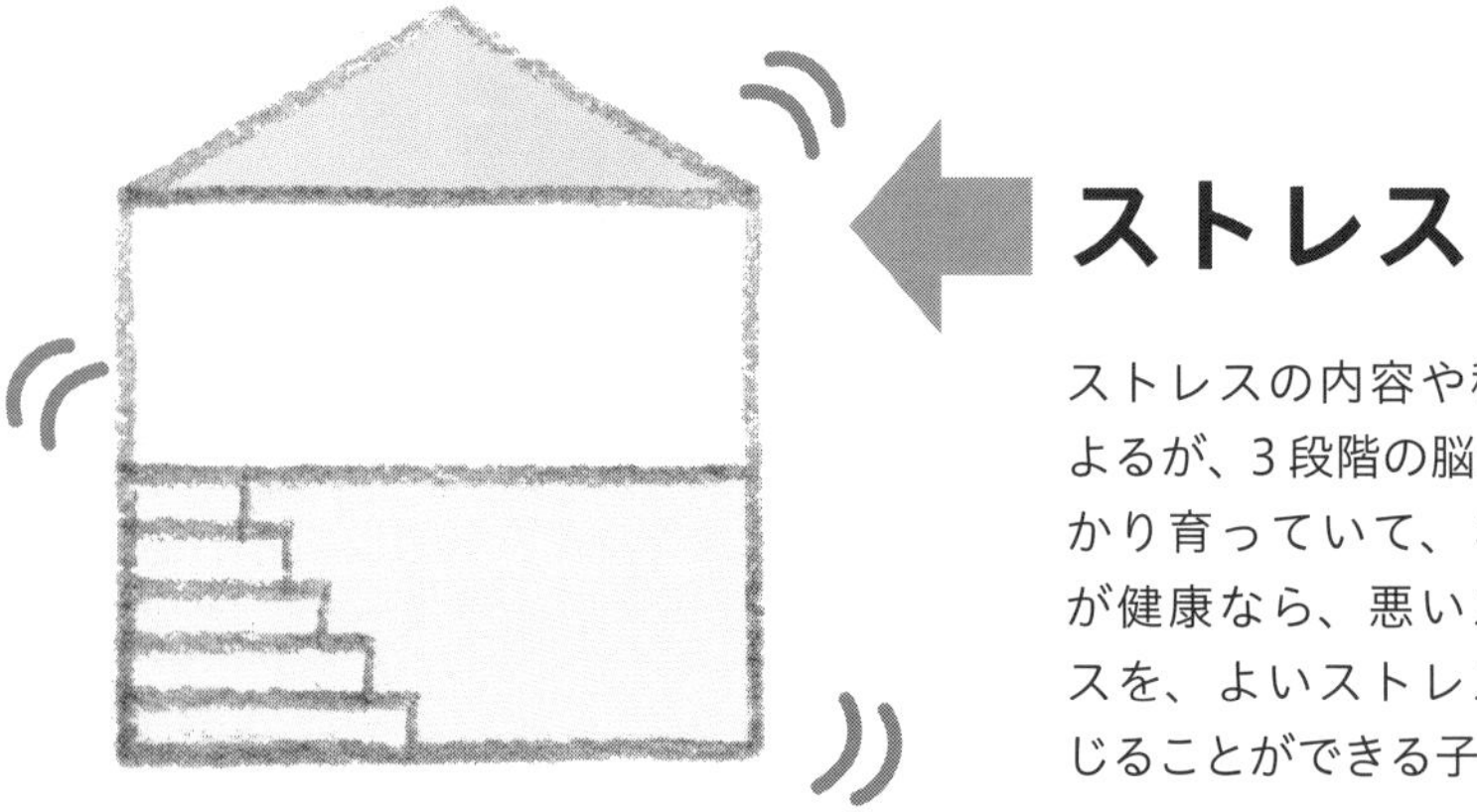

ストレスの内容や程度によるが、3段階の脳がしっかり育っていて、こころが健康なら、悪いストレスを、よいストレスに転じることができる子もいる

ストレスへの対応

子どもの状態や与える時期などによって、ストレスが負担になり、子どもの心身を損なうことがあります。親はストレスに気づき、対処しましょう。

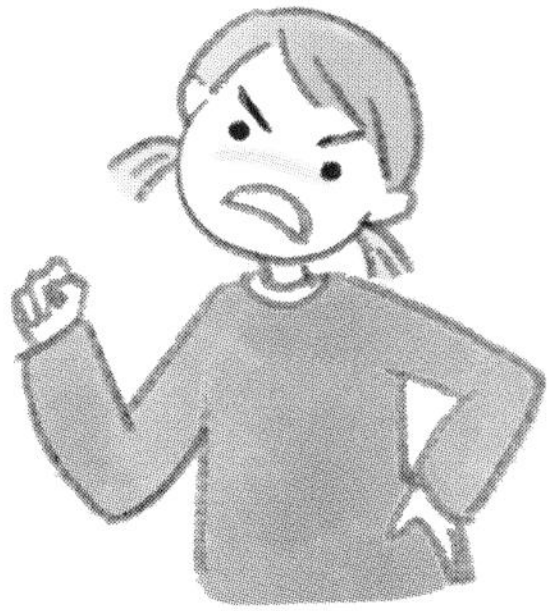

なぜかいばっていたり、家族に命令したり。えらそうな態度をとるのはストレスがあるせいかも

1 気づく

子どもは自分のストレスに気づきにくいです。親が子どものようすをよくみて、下記のような、ストレスのサインに気づきましょう。

子どもがつぶれる可能性が高い

- 食欲不振
- 眠れない
- 赤ちゃん返り
- 興味を失う
- えらそうにする
- きょうだいにあたる
- 寝起きが悪い
- 体調不良（頭痛、腹痛など）
- だるそう
- 暗い

2 解消させる

とくに９歳以下は、ストレス解消に親の力が必要です。
親自身がストレス解消法をもち、子どもと共有するとよいでしょう。

- 雑談
- からだを動かす
- いっしょに遊ぶ
- 寝かせる
- ボーッとする

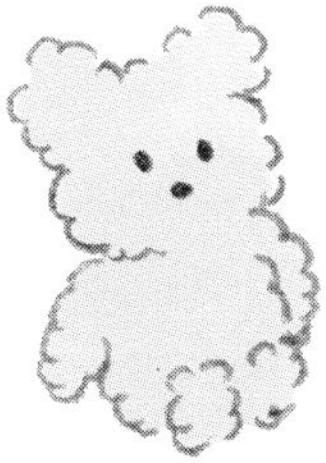

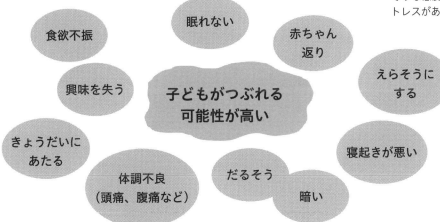

ぬいぐるみを抱くのもいい

過干渉していないか？

子どもにかかっているストレスが、じつは親の過干渉が原因ということも。勉強や宿題のことなど、言いすぎていない？

具体策 7

子どもが登校をしぶったら

小学３年生のＪさんは、最近ときどき
「今日は学校に行きたくない」と言うようになりました。
理由がわからないのですが、
どうしたらいいのでしょうか。

無理に理由を聞かない

子どもが登校をしぶったら、親としては「いじめ？」「なまけごころ？」などと心配になるでしょう。つい理由を聞きたくなりますが、子どもはなにも答えなかったり、「別に」などと言葉をにごしたりするでしょう。無理に理由を聞き出そうとしても、子どもはかたくなになるだけ。親は深刻に受け止めないようにします。子どもにも「そう、行かないのね」などと肯定的に答えましょう。

　ひとつ見直したいのは、睡眠が十分にとれているかどうか。睡眠不足では、なにごとにもやる気がわかなくなるからです。

約束することがある

　学校に行かないなら、家の用事をする約束をします。これは罰ではなく、役割を与えることです。

　子どもは学校に行けない自分を否定して、自己肯定感が下がっていることが少なくありません。そのようなとき、自分が役に立つと思えることが重要です。今までどおりの役割に加え、家にいるからこそできることをやってもらうのもいいでしょう。役割を果たしたら、親は「ありがとう。助かった」などと感謝を伝えます。

　また、生活リズムをみださないことも大切です。学校に行かなくても、今までどおりの時刻に起き、食事をして、決まった時刻に寝るようにします。

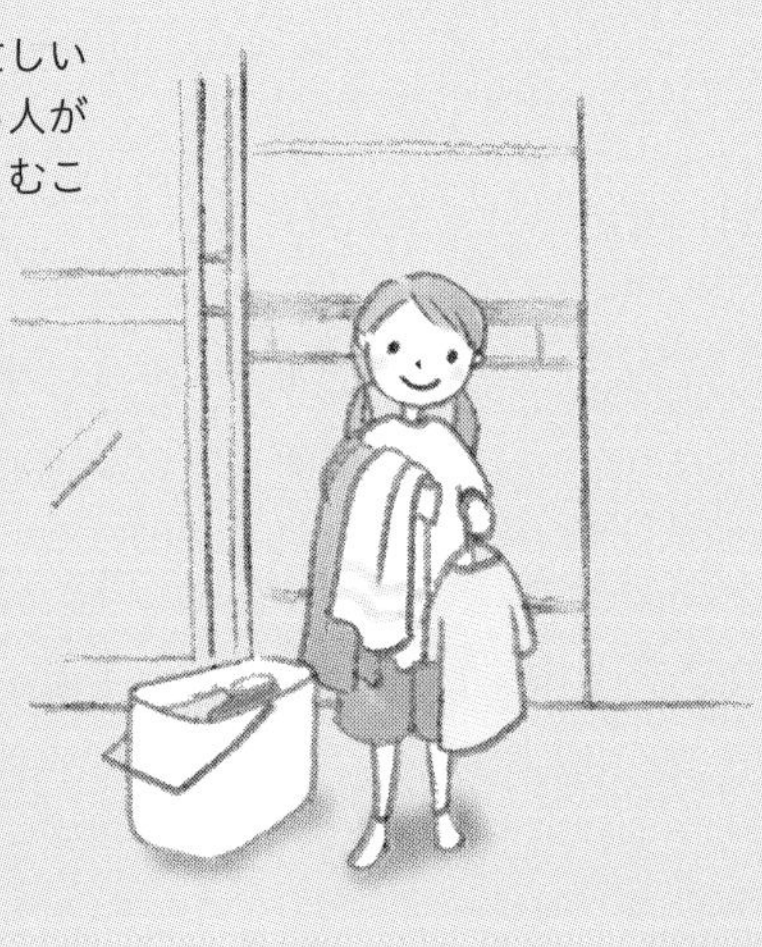

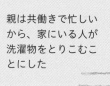

親は共働きで忙しいから、家にいる人が洗濯物をとりこむことにした

具体策8

中学受験をさせるなら

Kくんは小学3年生。
来年には中学受験のための学習塾に通わせようと考えています。
無事に合格させるには、
どのようなことに気をつければよいでしょうか。

本人に考えさせる

最初に、なぜ中学受験をするのかを親子で確認しましょう。親が一方的に「あなたのためを思って」というのなら、いずれ破たんすることを覚悟しないといけません。親に言われて受験したものの、せっかく入った中高一貫校で不適応を起こすケースが少なくないからです。友だちと合わない、勉強についていけないなど理由はさまざまですが、子どもも本人は大きな挫折感を抱えてしまいます。

中学受験をするなら、子どもにその気持ちがあるかどうか、どこを受けたいかを考えさせましょう。親ができることは、受験する学校の特徴、立地、校風などの情報を子どもに伝えることです。

志望校は偏差値だけで決めないほうがいいとアドバイスをしてもいいでしょう。通学時間や学費などの情報も伝えて、本人に決めさせます。

「やめたい」と言ったら

受験勉強を始めてから、子どもが「やめたい」と言ったら、まずは否定しないこと。どのくらいよく考えての発言なのかを考慮します。小学校高学年なら、こころの脳は育っている時期なので、子どもなりに考えた発言でしょう。

親は感想や希望を言わず、子どもが本心を言える雰囲気づくりをしましょう。「やめたい」と言ったのですから、親に本音を言える子です。むしろ、やめたあと、挫折感を抱かず、新たな目標に向かって進めることが大切です。

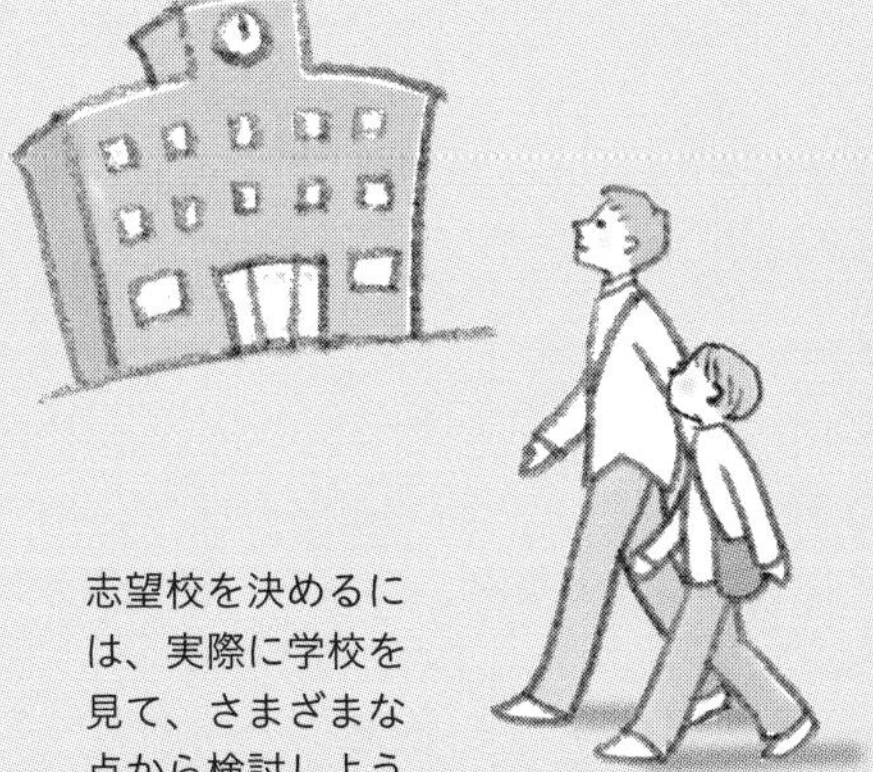

志望校を決めるには、実際に学校を見て、さまざまな点から検討しよう

コラム

「好き」をたくさんつくっておこう

見る、聞くだけでなく感想を言い合う

子どもが興味をもっていることはなんでしょう。そのことについて、おおいに雑談しましょう。

将来の職業に結びつけるためではありません。好きなことに熱中するのは前頭葉の刺激になり、こころの脳を育てることができるうえ、将来、子どものこころの支えになるからです。

たとえゲームでも、向き合い方しだいです。なぜそのゲームが楽しいのか、どんなキャラクターやストーリーなのかを話すことで、脳が活発に働きます。

読書やスポーツなども、やるだけでなく、感想などを話し合うことが脳の発達には有効です。

子どもといっしょにおもしろがろう

感想を言うには、親も正面からとりくむこと。子どもに合わせようとした中途半端な感想では、子どももやる気を失い、話す気がなくなるかもしれません。

例えば、子どもが好きなゲームをいっしょにやってみる、好きな映画をいっしょに観にいく、絵本でもなんでも読んでみるなど。そして映像などで見たり聞いたりしたものは、実際にふれる機会をもうけましょう。

好きなものをたくさんつくっておくことは、こころを強く明るくしますし、人生を豊かにします。

恐竜が好きなら博物館へ行こう。復元された化石の大きさや迫力に、感動するはず

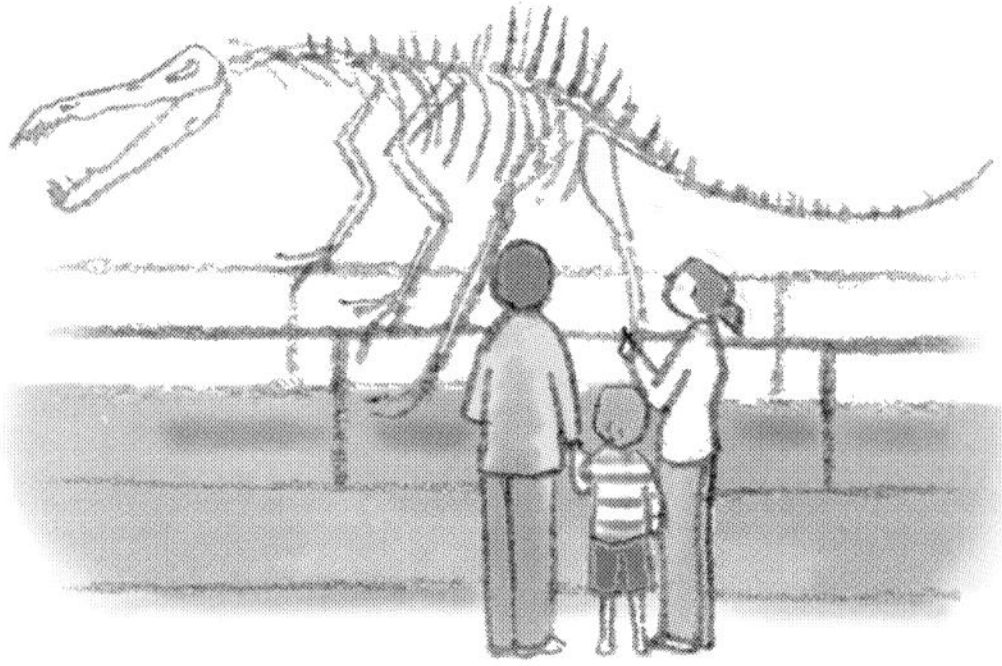

5

大人が気をつけること

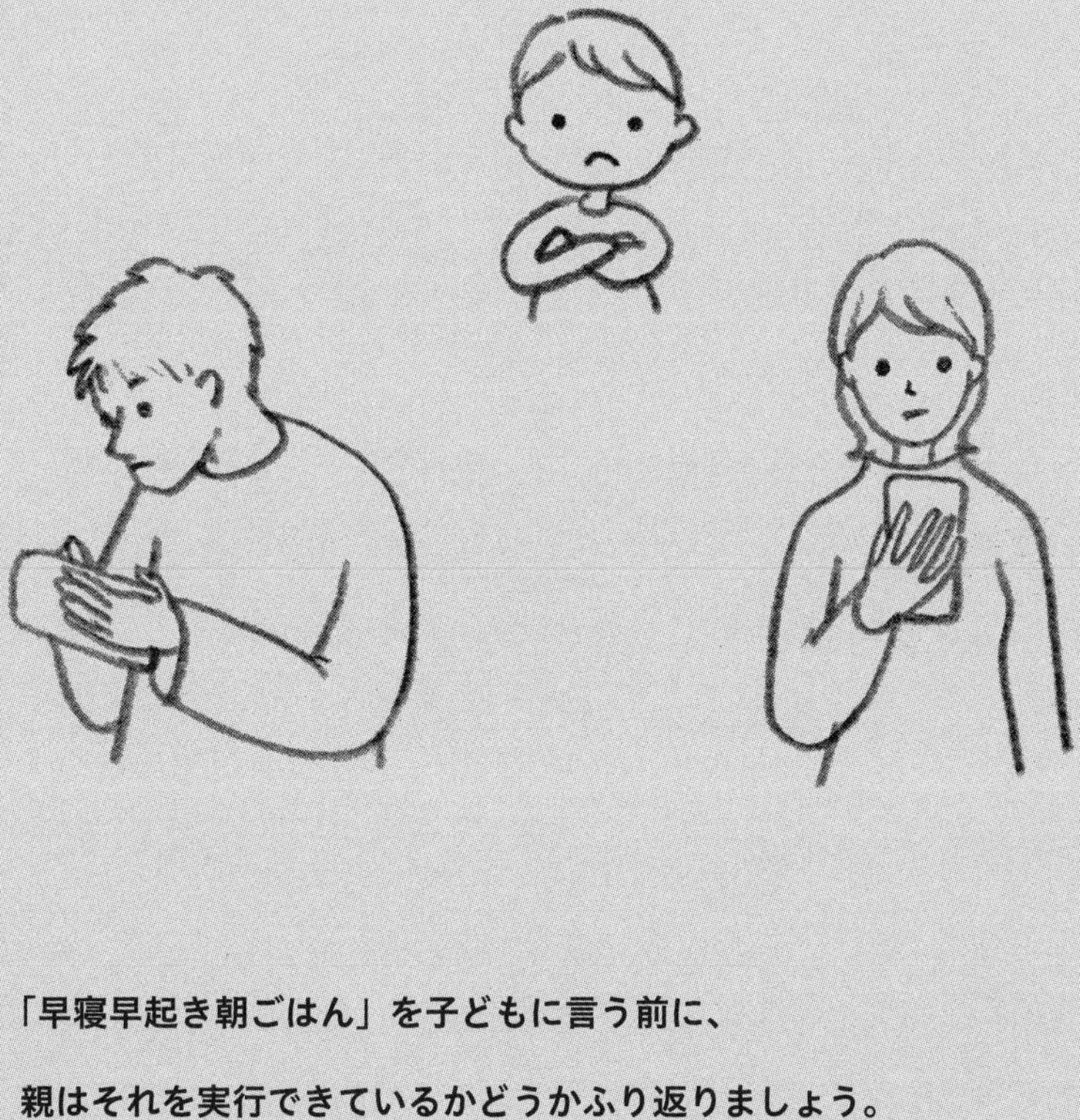

「早寝早起き朝ごはん」を子どもに言う前に、

親はそれを実行できているかどうかふり返りましょう。

子どもにがんばらせるなら、親もがんばらないといけません。

子育てのがんばりどころをずらさないようにしましょう。

ペアレンティング

子育ての軸を「生活」に立てる

脳を育てるには、子育ての軸を生活に立て、ブレさせないこと。これは「ペアレンティング」の考え方です。よりよいペアレンティングを進めるために、親は生活リズムを見直しましょう。

子育ての軸

子どもの脳を育てる軸は家庭での生活に立て、ブレさせないようにがんばりましょう。軸は３本ほどにして、そのうち１本は家庭ごとの具体的な軸にします。ただし、「社会のものさし」を軸にしないことが大切です。

がんばりどころ
ブレない軸を３本立てる

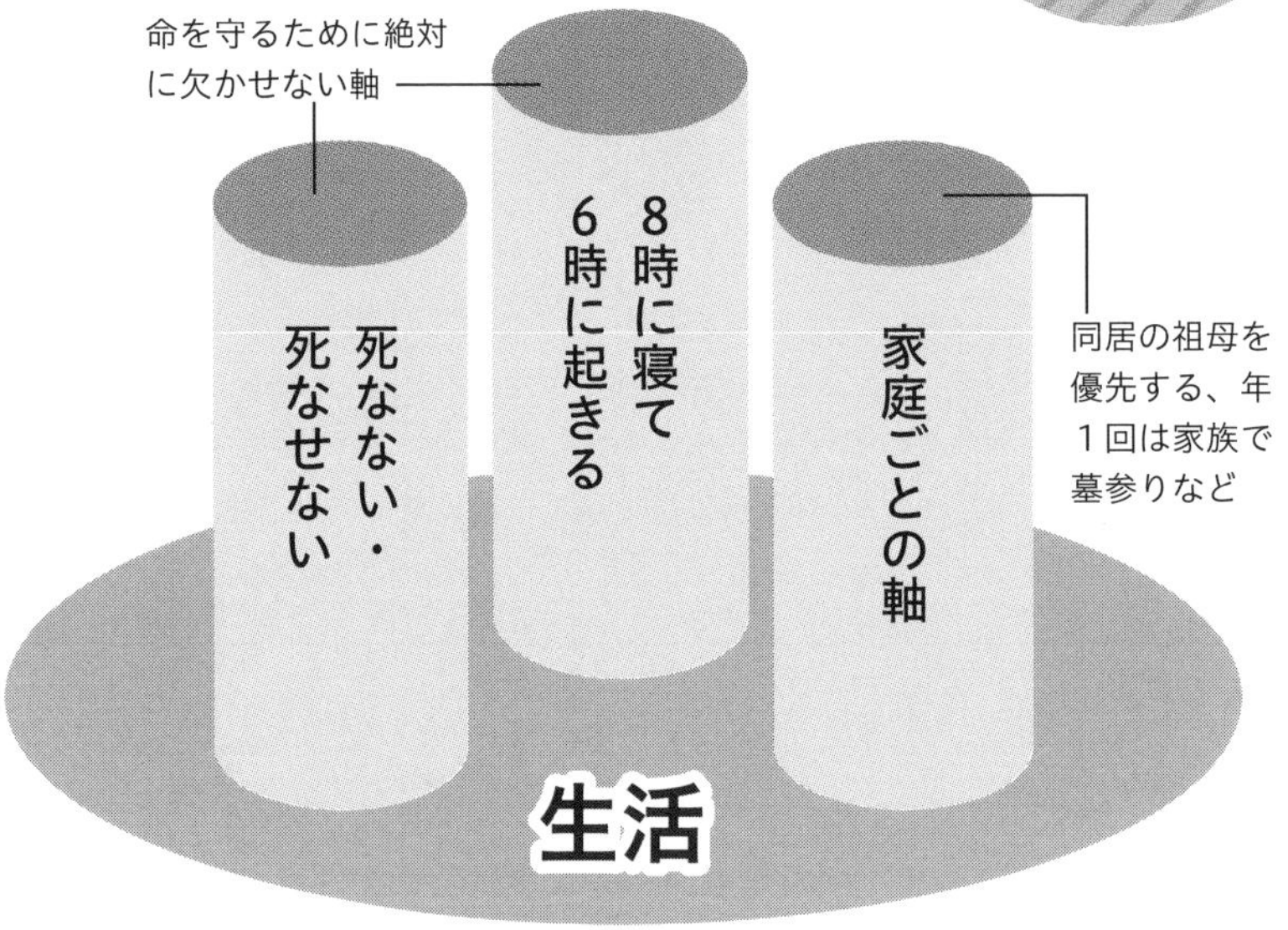
命を守るために絶対に欠かせない軸
死なない・死なせない
8時に寝て6時に起きる
家庭ごとの軸
同居の祖母を優先する、年１回は家族で墓参りなど
生活

↓

脳を育てる

↓

ペアレンティング　養育・親の子育てのやり方

- 早寝早起き朝ごはん
- ポジティブな環境
- 人に感謝する
- 親がスマホと距離をとる
- 子どもを認め信頼する
- 子どもの人生を生きがいにしない

軸をブレさせない

　子どもが小学校に上がると、親は成績を強く意識して、勉強させようとしがちです。しかし、これまで生活リズムを整えるようがんばってきた子育ての軸は、これからもブレさせないようにしましょう。

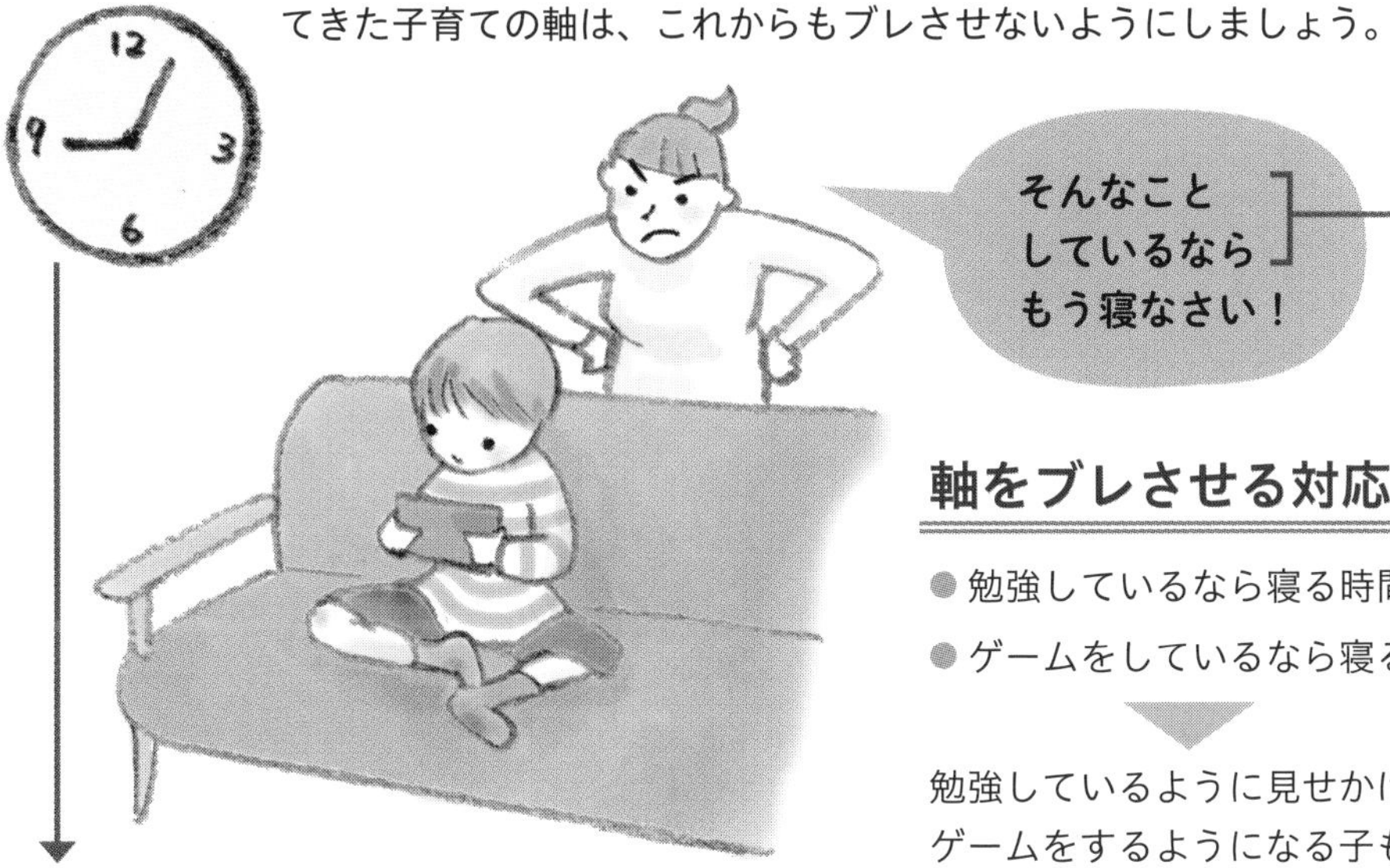
12
9
3
6
そんなこと
しているなら
もう寝なさい！

軸をブレさせる対応

- 勉強しているなら寝る時間は守らなくていい
- ゲームをしているなら寝る時間を守りなさい

勉強しているように見せかけて
ゲームをするようになる子もいる

軸をブレさせない対応

- 勉強していても９時を過ぎたら「寝る時間だよ」と言う
- 「寝なさい」と強制するのではなく、子どもに気づかせる

自分から寝る時刻を
守るようになる

親の生活を変えて環境を変えよう

　これまで「発達障害」かもしれない子どもへの対応を述べてきましたが、なにより大切なのは、親が変わることです。性格や人柄ではなく、親自身の生活を変えることで子どもに与える生活環境を変えて、よい「ペアレンティング」を進めようということです。

　ペアレンティングとは「養育・親の子育てのやり方」のことで、そのひとつに「親はブレない軸をもつ」という考え方があります。軸は成績などの「社会のものさし」ではなく、脳をバランスよく育てる軸です。

社会のものさし(例)

- クラスで成績トップ
- 宿題を完璧に提出する
- 忘れ物ゼロ
- 学業などで表彰される
- スイミングで昇級
- 難関の〇〇中学に合格

生活リズム

親も毎日「早起き・朝ごはん」に

家庭での生活リズムを整えるのは、子どもだけでできることではありません。共働きの両親が増えている現代、親は忙しいでしょうが、家族全体が朝型の生活に変えていくことが大切です。

子どもが寝られる環境に

子育ての軸の一本は、八時に寝て六時に起きること。子どもの年齢によっては寝る時刻を九時にします。けれども、夜遅い時刻に夕食をとったり、おもしろそうなテレビがついていたりしたら、子どもは寝られないでしょう。

あるいは照明を落とし寝る環境をつくっても「〇〇をするのだから、早く寝てくれないかしら」と思っていたら、その焦りは子どもに伝わります。

子どもの生活環境を整えるのは親の役割です。そのために親自身も「早寝早起き朝ごはん」を実行します。仕事や家事で忙しいなら、できることは朝に移します。朝のほうが、脳が働くのではかどるはず。早起きしてよかった点を子どもに伝えましょう。

朝型にシフトするのは、早寝からスタートします。ここががんばりどころです。

がんばりどころ
朝型の
生活をする！

大人こそ睡眠不足

日本人は世界で最も睡眠時間が短いといわれます。子どもだけでなく、大人こそ睡眠不足です。体調不良のほか、下記のような精神的な影響も現れます。

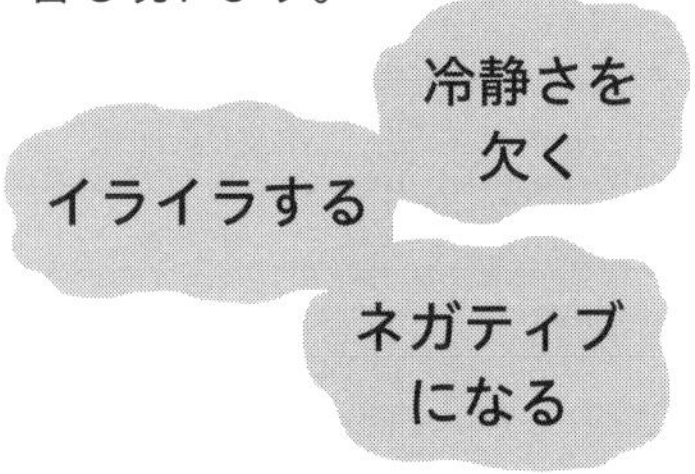
イライラする
冷静さを
欠く
ネガティブ
になる

1日の睡眠時間（%）

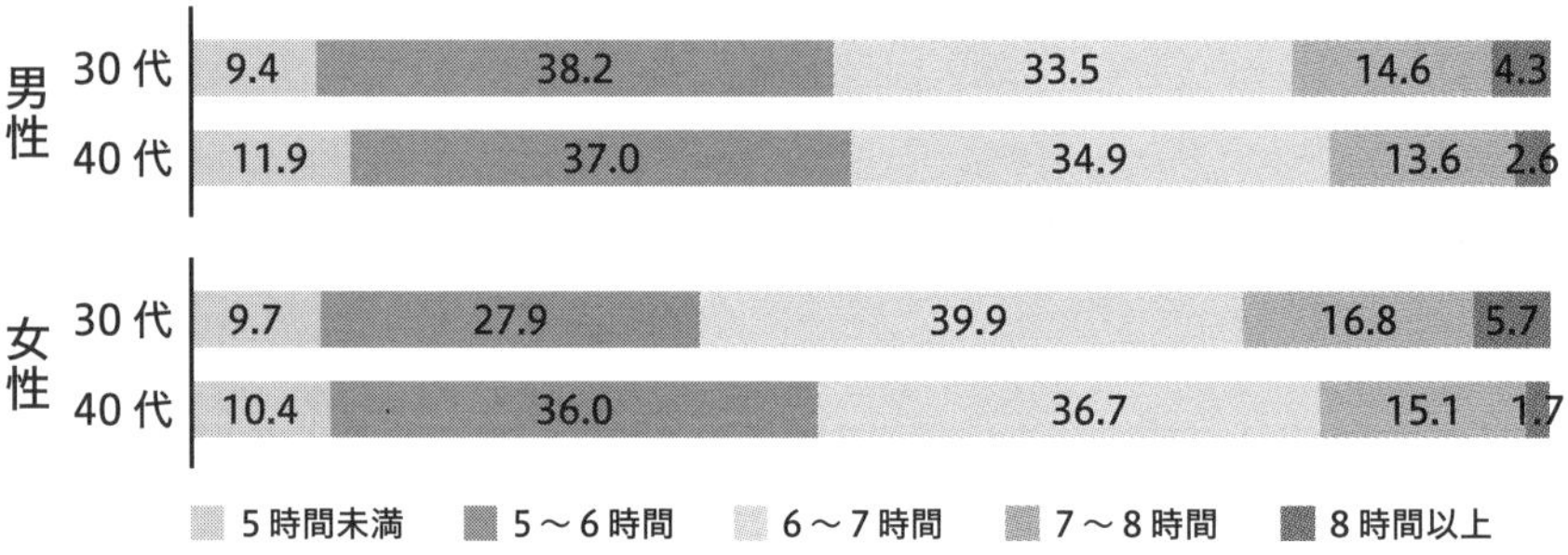
男性
30代
9.4
38.2
33.5
14.6
4.3
40代
11.9
37.0
34.9
13.6
2.6
女性
30代
9.7
27.9
39.9
16.8
5.7
40代
10.4
36.0
36.7
15.1
1.7
5時間未満
5～6時間
6～7時間
7～8時間
8時間以上

厚生労働省2019年「国民健康・栄養調査」より抜粋

早寝のために

昼間にしっかり活動していると、寝つきがよくなります。そのほか、眠気を誘うには、下記のようなことをするといいでしょう。

リラックスする

寝る1時間ほど前から、脳をお休みモードにして、筋肉の緊張をほぐす
ヨガをする、ストレッチをする、おしゃべり、静かに遊べるボードゲームなど

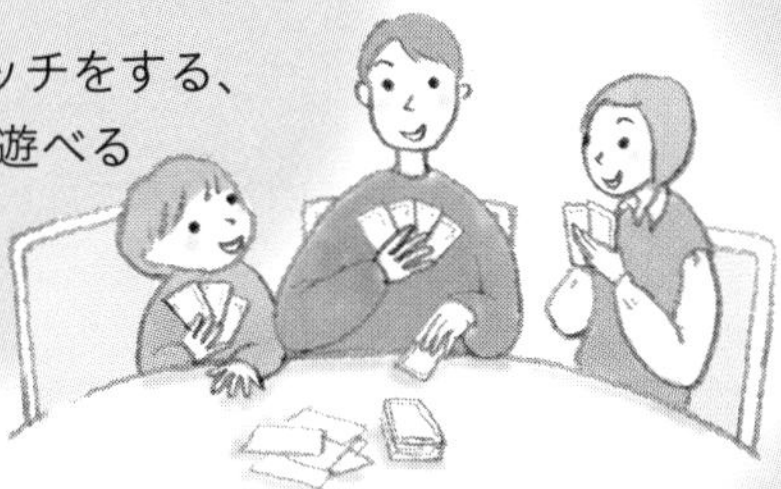

トランプもいい

照明を落とす

間接照明などを利用し、明るすぎないようにする

早めの入浴

寝る直前に入浴すると、体温が下がらず眠くならない。夕食前までに入浴するか、夜はシャワーにして朝の入浴でもいい

休日に寝だめをしない

休日に寝だめをすると平日の睡眠の質が悪くなる。平日も休日も同じ就寝・起床時間にすることは重要で、休日は平日の±1時間以内に

ショートスリーパーはほとんどいない

「私は寝なくて平気」と言う人がいますが、実際にはショートスリーパーは、ごくまれにしか存在しません。人間はレム睡眠とノンレム睡眠を4回はくり返さないと、心身の健康を保てないからです。ショートスリーパーを自認する人も、昼間に眠くなったり、集中力が途切れたりしているでしょう。

もちろん、ショートスリーパーの子どももほとんどいません。

夕食のとり方を注意

寝る2時間前までにすませる。揚げ物、大量の肉や糖分は、胃腸に負担がかかるので避ける

大人の言動

発達のバランスをくずす言動に注意

よかれと思っての子どもへの言動が、じつは脳の発達を阻害していることがあります。その影響で「発達障害」のような症状が現れているのかもしれません。日ごろの言動を見直してみましょう。

幼児期には

脳を育てる順番を間違えていませんか。幼児期に神童といわれた子どもが、小学生以降に挫折して立ち上がれなかったり、からだの不調が出たりするケースが、後をたちません。

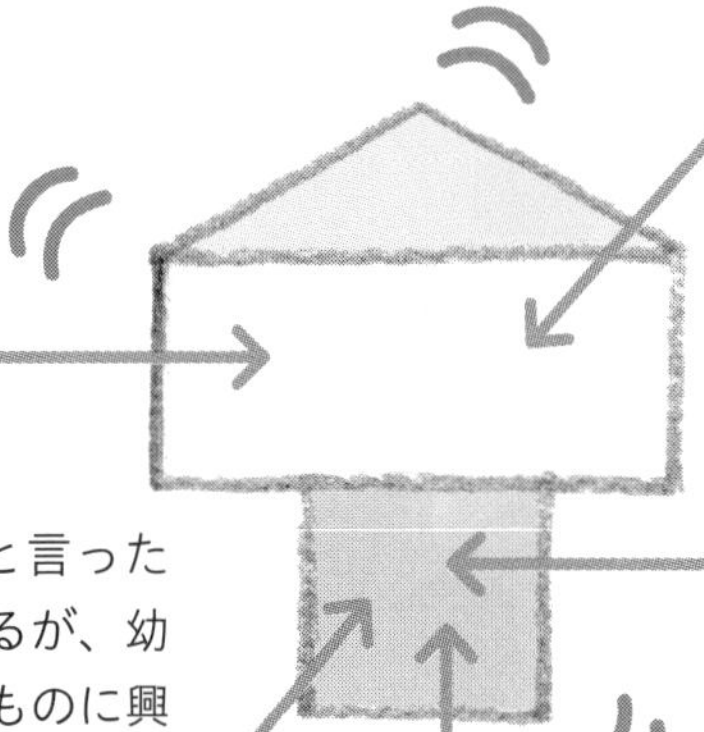

早期教育
学習塾、英語塾、プログラミングなど、早期に習得させようとする
たくさんの習い事
「本人がやりたいと言ったから」の場合もあるが、幼児期はさまざまなものに興味をもち、気が変わるもの
常に快適な室内環境に
エアコンを駆使して、温度や湿度を保ちつづける。自律神経が働かなくなる
手を出しすぎる
転ばせない、失敗させない、と手を出す。心配ゆえだが、なにもできない子になりかねない
守りすぎる
心配ゆえだが、過剰な除菌などは免疫力の弱い子にしかねない

なにげない言葉やサポートのつもりが

親が子どもに言ったりしたりしていることが、脳の発達によくない影響を及ぼしていることがあります。例えばつききりで宿題を手伝ったり、「片づけなさい」と強く言ったりしていませんか。

子育ての軸から考えると、宿題をしなくても、片づけができなくても、子どもの生死にはかかわりません。子どもに任せましょう。

かける言葉にも要注意です。そのつもりがなくても、子どもを否定していることがあります。また、子どもの前で担任の先生を批判しないように。親が認めていない先生と毎日会うのは嫌でしょう。ほかの家族の悪口も同様です。

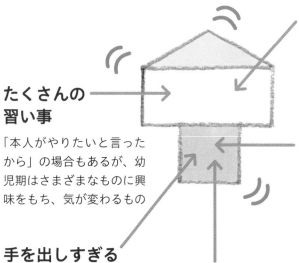

小学生になると

勉強はおりこうさんの脳を刺激しますが、勉強だけでは、おりこうさんの脳は十分に育ちません。また、疲労がとれないと、からだの脳やこころの脳も発達が阻害されます。

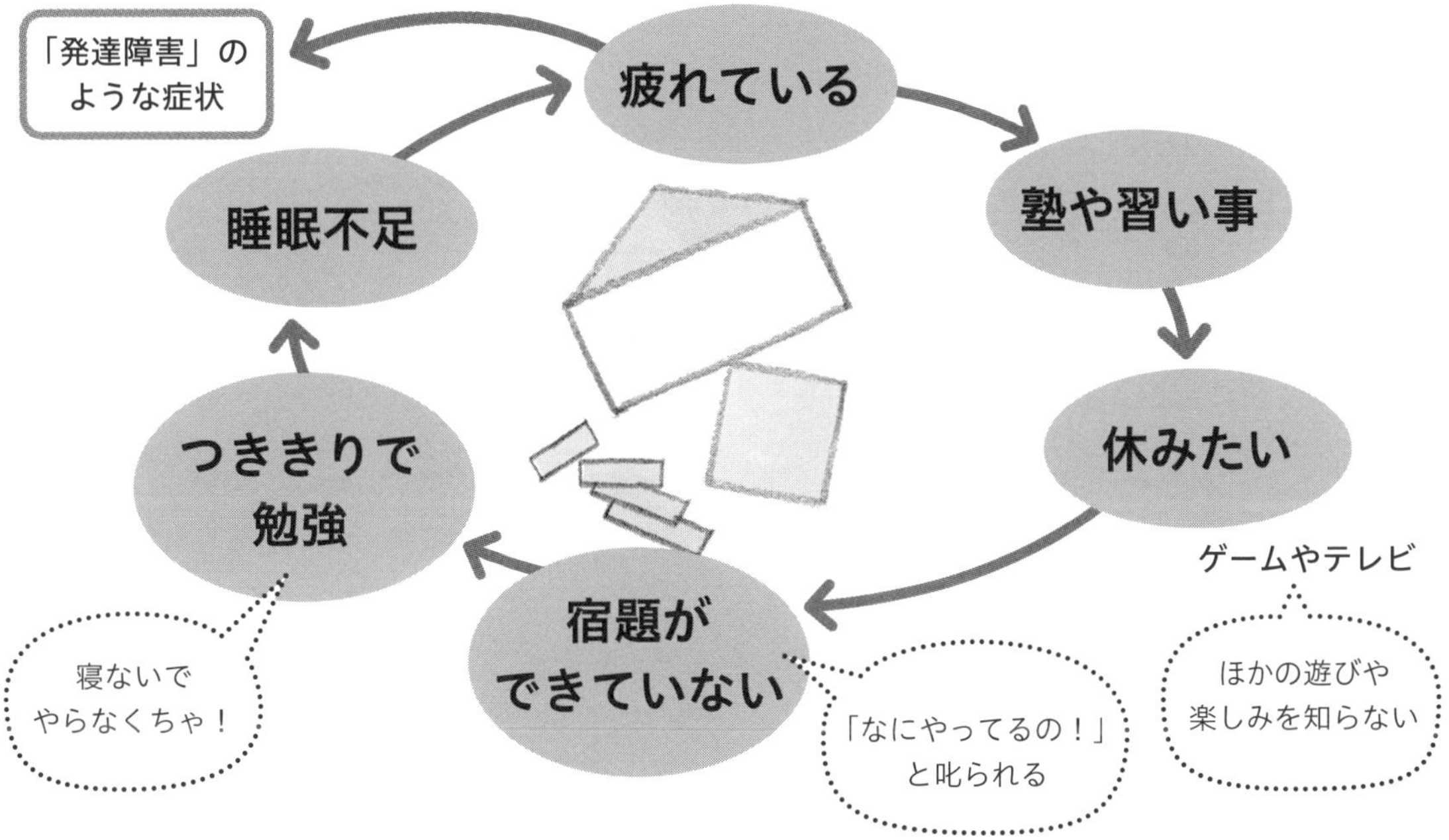
「発達障害」の
ような症状
疲れている
塾や習い事
休みたい
ゲームやテレビ
ほかの遊びや
楽しみを知らない
宿題が
できていない
「なにやってるの！」
と叱られる
つきっきりで
勉強
寝ないで
やらなくちゃ！
睡眠不足

脳の発達をアンバランスにする言葉

心配や励ましのつもりの言葉が、子どもを否定していることがあります。日ごろ、言っていないでしょうか。

あなたのためを思って言うのよ

自分の気持ちや考えは取るに足らない？

どうして○○したの どうして ○○しなかったの

理由を聞かれても……

そんなことも知らないの

認められていない……

忙しいから後にして

きっとくだらないことなんだ……

根性が足りない

根性ってなんだろう

対応しだいでグレーが濃くも薄くも

最近、「発達障害のグレーゾーン」という言葉を聞くようになりました。「発達障害」と疑われる子どもが、じつはグレーゾーンだったということはありえます。グレーゾーンについて知っておきましょう。

グレーゾーンとは

「発達障害」の症状がみられるけれど、診断がつけられないものを「発達障害」のグレーゾーンといっています。「発達障害」は生来のものなので、乳幼児期からなんらかの症状があり、その症状による生活への支障が、大きいとグレーの色が濃く、小さいとホワイトに近くなります。

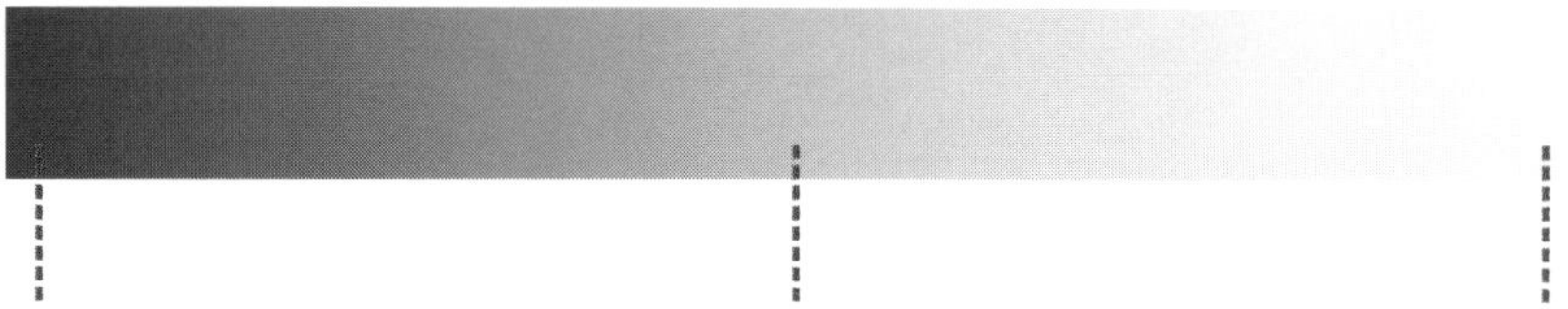

診断される

症状は生まれたときからあり、診断基準を満たすと「発達障害」と診断される

支援が少し必要

子どもの苦手なことを少し支援すれば、困りごとがなくなったり、過ごしやすくなったりする

支援の必要なし

生活リズムが整い、本人の工夫や環境整備によって、支援がなくても生活への支障がなくなる

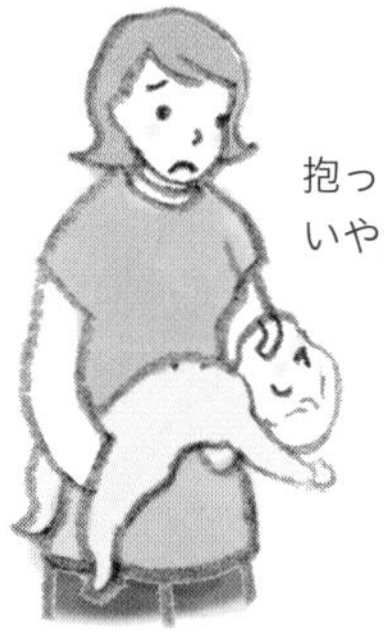

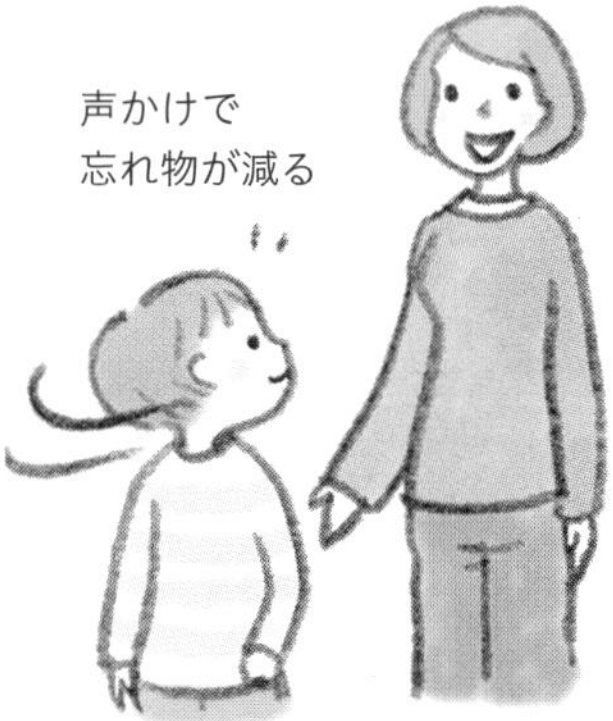

生活リズム

「発達障害」の有無によらず、子育てには整った生活リズムが大切。また、生活リズムの整い方によって、グレーの色が濃くなったり薄くなったりする

環境改善

生活の場や教育の場をポジティブな環境にしよう。また、感覚過敏などは、環境を改善することで支障が軽減する

グレーゾーンは一生続くわけではない

睡眠不足はなく、生活リズムが整っているのに、「発達障害」の症状がみられる子どもがいます。気になる症状は生後まもなくからあったので、親は「発達障害」ではないかと医療機関を受診しますが、診断基準を満たさないので、「発達障害」とは診断されないことがあります。こういった子どもは、「発達障害」のグレーゾーンといわれます。

親は悲観しないでください。グレーゾーンといわれても、一生続くわけではないからです。適切な支援によって、生活への支障はゼロに近づけることができます。「発達障害」は、周囲に適応できて、本人が困らないのなら、診断は必要なくなります。グレーゾーンなら、本書で述べるような生活改善をすれば、ほとんど支障がなくなることが期待できます。たとえ「発達障害」の診断を受けても、生活改善をすれば、困りごとは減るでしょう。

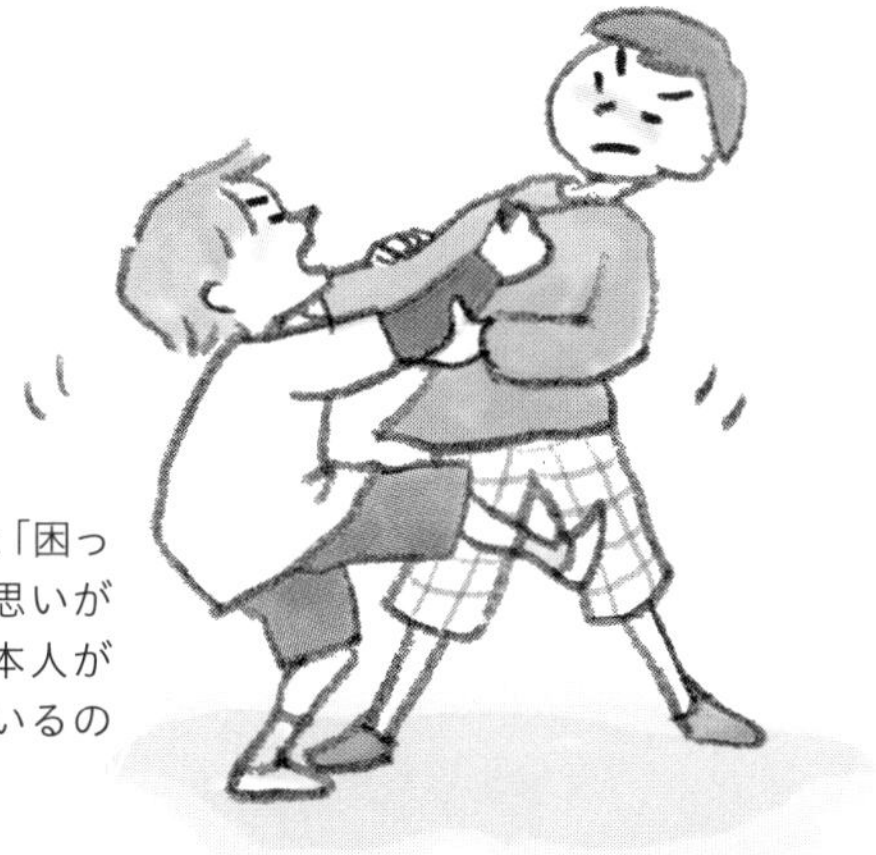

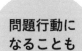

トラブルを起こすと「困った子だ」と大人は思いがちだが、実際には本人が日ごろから困っているのかもしれない

本人の困り度が重要

「発達障害」かグレーゾーンか、診断がつくかつかないかより、本人が生活の場で、どのくらい困っているかが重要です。グレーゾーンの子どもは、なにかに困っていることがよくあります。

1. **「発達障害」のような症状**：乳幼児期から気になる症状があった
2. **適応できない**：集団に適応できず、とくに小学校に上がってから、授業についていけなかったり、孤立したりする
3. **本人も困っている**：理由はわからないのに支障が頻発し、本人も困っている
4. **問題行動になることも**：ケンカなどのトラブルを起こすこともある。大人はトラブルにばかり注目しがち

環境づくり

84

ポジティブな環境をつくりだす

子どもの性格形成には、家庭の環境が大きく影響します。子どもが精神的に安定するかどうかも、環境しだいです。ポジティブな環境をつくりだすのは親の役割。いつも笑顔で過ごしましょう。

性格は環境で変わる

人の遺伝子には「型」があり、脳神経系の遺伝子にも「型」があります。その型によって、脆弱性があるかないかなど、性格の傾向が違ってきます。性格の脆弱性がある子どもほど、環境の影響を受けやすいことがわかりました。

子どもの性格傾向と環境の関係

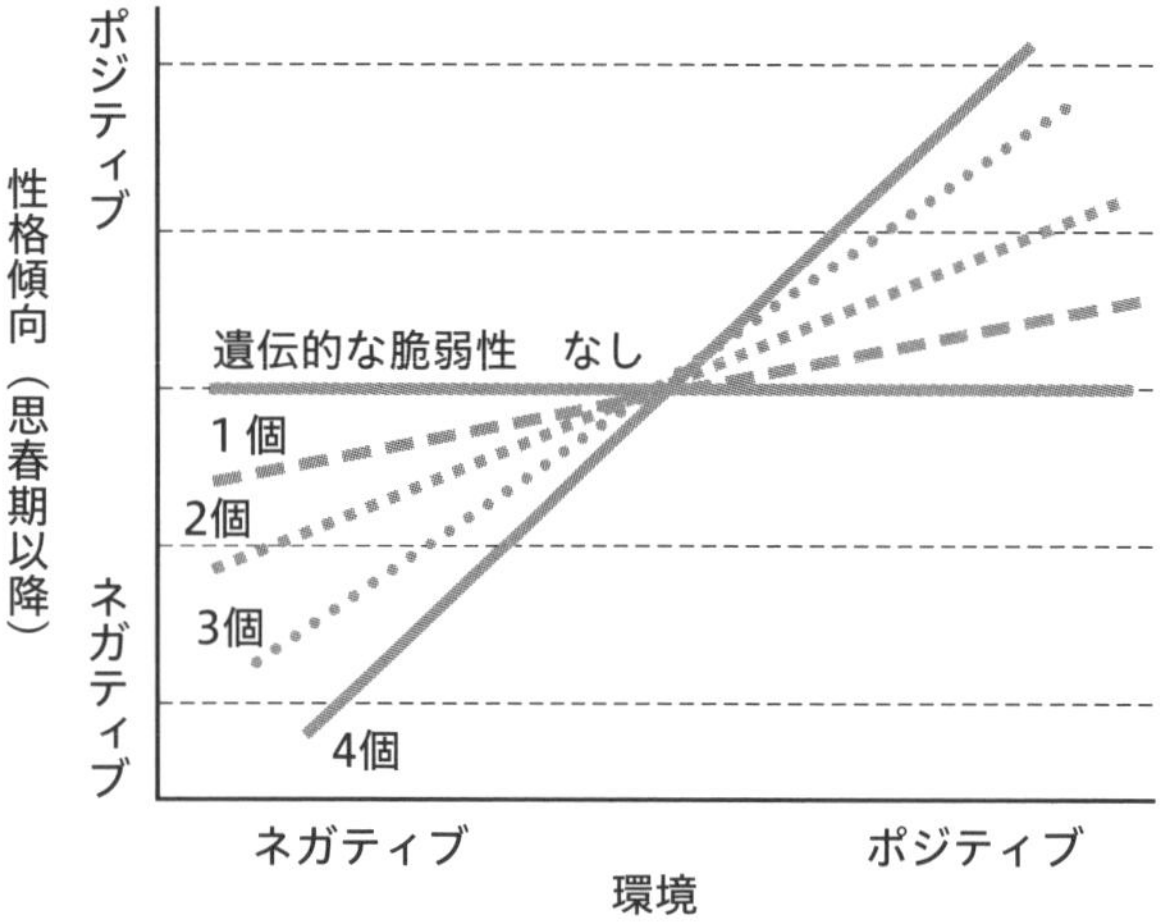

思春期以降の性格傾向と環境との関連をみた研究＊

性格傾向とは、ドラッグ使用への考え方、寄付による社会貢献などの規範意識、他人に対するよいふるまい、不安や攻撃性の客観的評価など

遺伝的な脆弱性とは

精神疾患やネガティブな性格になりやすい。そうした遺伝子の型を複数もっているほど脆弱性が高い

↓

親が子に与える環境は子どもの思春期以降の性格傾向に影響する。とくに脆弱性が高い子ほど、環境の影響を受けやすい

例えば

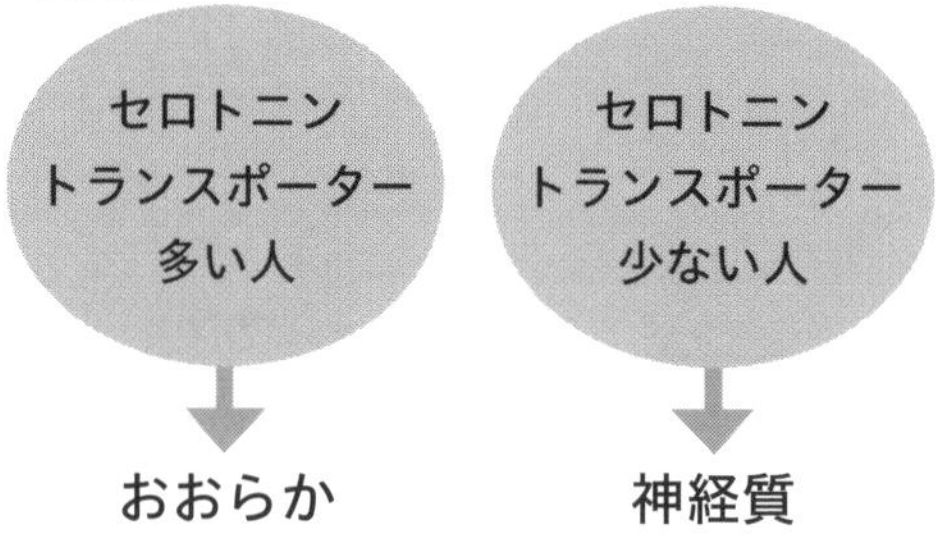

セロトニントランスポーターとは

脳内物質のひとつセロトニンの伝達にかかわる。セロトニントランスポーターが多めにできる型の人は不安を感じにくくなるが、少ない型の人は不安を感じやすくなる

＊ Masarik AS, Kochanska G, Brody GH らの研究『子どもの脳を発達させるペアレンティング・トレーニング』（子育て科学アクシス編／合同出版）P27 より

ポジティブな環境は子どもを安定させる

家庭の環境をポジティブにしておくことは、性格形成のうえでも、精神的な安定のためにも、欠かせません。ポジティブな環境で育てられる子どもは、前向きでおおらかな性格になることが、脳科学の研究でわかっています。親はいつも笑顔で、ポジティブな言動をおこなうように意識しましょう。

環境をつくる

ものごとは捉え方しだいでネガティブにもポジティブにもなります。親は日ごろからものごとをポジティブにとらえ、笑顔をたやさないようにして、それを子どもにみせましょう。

ネガティブな家庭環境になる親の言動

- なにかがあったとき「えーっ」と不安な表情になる
- 常に不機嫌な表情をしている
- 子どもを叱る
- 子どもにお説教をする
- 子どもの前で、生活のぐちを言う
- 人の悪口を言う
- 人のせいにする　　など

▼

ポジティブな家庭環境になる親の言動

- 笑顔をたやさない
- 事情を聞き、子どもを信頼する
- ものごとのよいところを探す
- 言い方を明るくする
- 他者に「おかげさまで」の気持ちをもつ
- 自分が親にしてもらってうれしかったことを子どもにもする
- 親の失敗談を語る　　など

上記のような言動を子どもにみせる

笑顔で言うことも大切

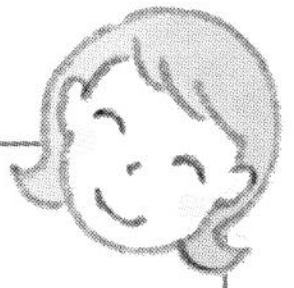

宿題をやらない子に効果がある言い方の例

▶「宿題をやらなくても平気なんて、すごい勇気があるねえ」

▶「お母さんなら、宿題をほうっておいたら心配でしょうがないけど、あんたは気にしてないみたい。めっちゃ大物なのかもね」

がんばりどころ

笑顔でポジティブに過ごす

環境づくり

周りに感謝し、言葉にしよう

生活に立てる三本の軸のうち、一本は「ありがとう、ごめんなさいを必ず言う」にしてもいいでしょう。こころから相手に感謝したり、謝罪したり。これは、幼少期から身につけさせたいことのひとつです。

サポートやアドバイスを肯定的にとらえよう

他者からのサポートやアドバイスを、自分には不要だと拒絶したり、自分を否定されたと受けとったりしていないでしょうか。親は他者に対して、肯定的にとらえるようにしましょう。こころの扉を閉めずに、感謝しつつ耳を傾け、その気持ちを言葉にしましょう。「ありがとう」「ごめんなさい」はコミュニケーションの核になる言葉で、人間関係の潤滑油です。人への信頼や感謝の気持ちが土台になっています。

社会に出てから自然に言えるように、家庭でも日ごろから言いましょう。もちろん子どもに対しても言うようにします。

ポジティブ変換

他者の言動は受けとり方しだいでポジティブになります。「せいで」を「おかげで」に変換するだけで、相手への見方が大きく変わります。感謝の気持ちは言葉にして伝えましょう。

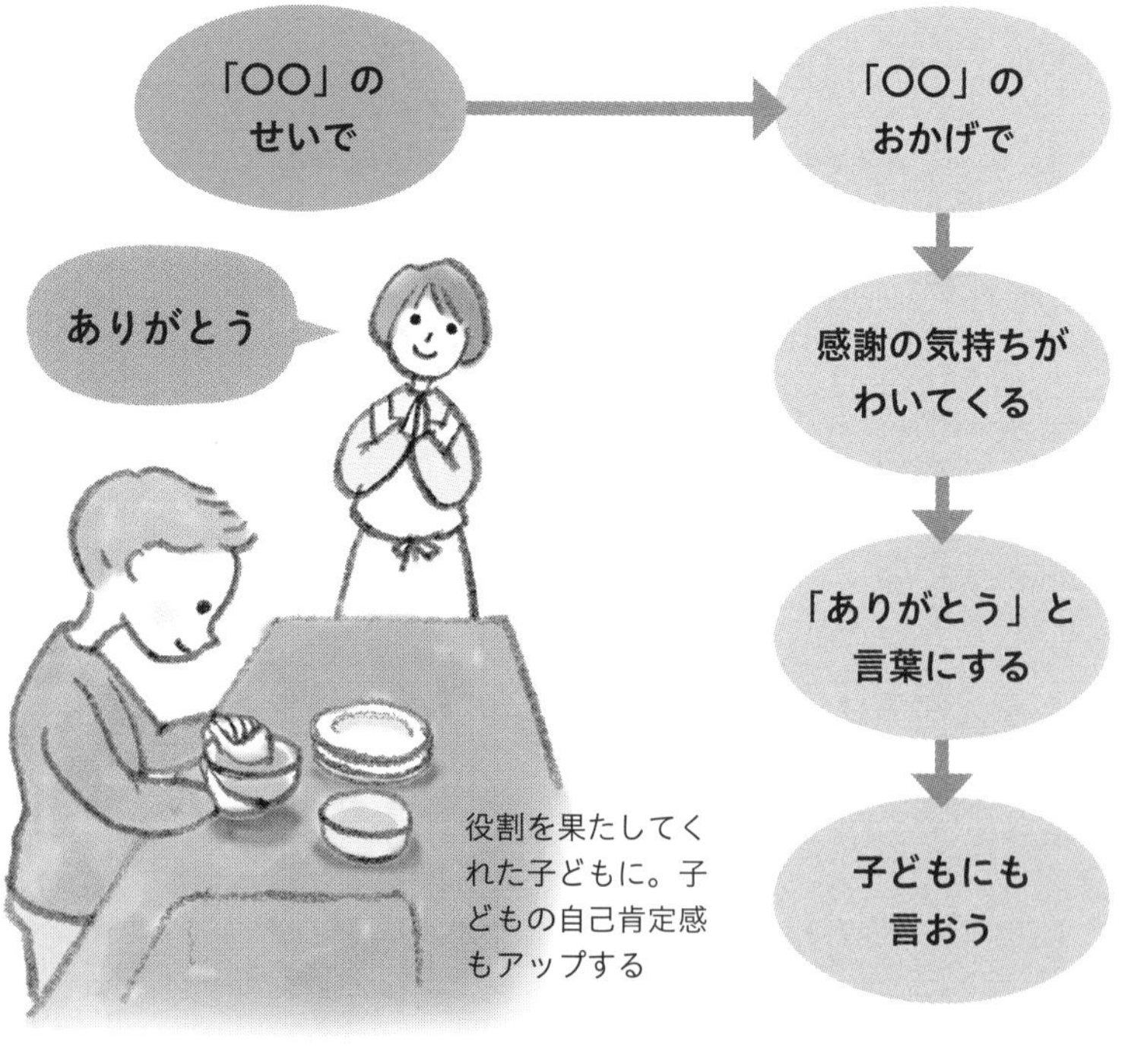

「○○」のせいで
「○○」のおかげで
感謝の気持ちがわいてくる
「ありがとう」と言葉にする
子どもにも言おう
ありがとう

役割を果たしてくれた子どもに。子どもの自己肯定感もアップする

サポートに感謝

がんばりどころ
ひとりでがんばろうとしない

　助けてもらうのは恥ずかしいことと思っていないでしょうか。他者に弱みをみせたくない、自立とはサポートを求めないこと、という考えが根底にあるのかもしれません。しかし、子どものことで悩んだときなど、助けが必要なことは誰にでもあります。

助けてもらって当然、と子どもに思わせないように、「ありがとう」を言う姿をみせておく

ありがとう

家族
先生
相談窓口
ママ友
近所の人
祖父母やきょうだい

NG アドバイスを拒否する

NG 見栄を張る

NG 黙っていても伝わると思う

うまくいかないとき夫や妻を責めないで

　グループで作業しているときなど、うまくいったときは和気あいあいになりますが、うまくいかないときには互いにメンバーを責め合いがちです。

　子育ての場合、最初からうまくいく親はなかなかいません。そのため、夫と妻が相手に責任をおわせ「○○のせいだ」と責めてしまうことが少なくありません。

　うまくいかないときには助けを求めましょう。「困った」と素直に言い、協力して対応策を考えるほうが建設的です。相手に言えないなら、外部の人に言うのでもいいでしょう。子どもの前でお互いを責め合うのは厳禁です。子どもの脳を壊すといわれます。

　夫が妻の、妻が夫のぐちを子どもに言うのも厳禁です。夫婦はもともと他人ですが、子どもにとっては親なので、自分の存在を否定されたと感じる子もいます。

環境づくり

まず親がスマホと距離をとる

子どもがゲームや動画の視聴に時間をとられ、睡眠不足になったり、勉強の時間をとられたりするのは、大人の責任が重大です。家庭のなかでは、まず親がスマホの使い方を見直しましょう。

大人もスマホを使いすぎ

子どもを９時に寝かせようとするなら、親は９時前にはスマホを手放しましょう。ゲームやＳＮＳを楽しんでいる親の姿をみたら、子どももやりたくなって当然でしょう。

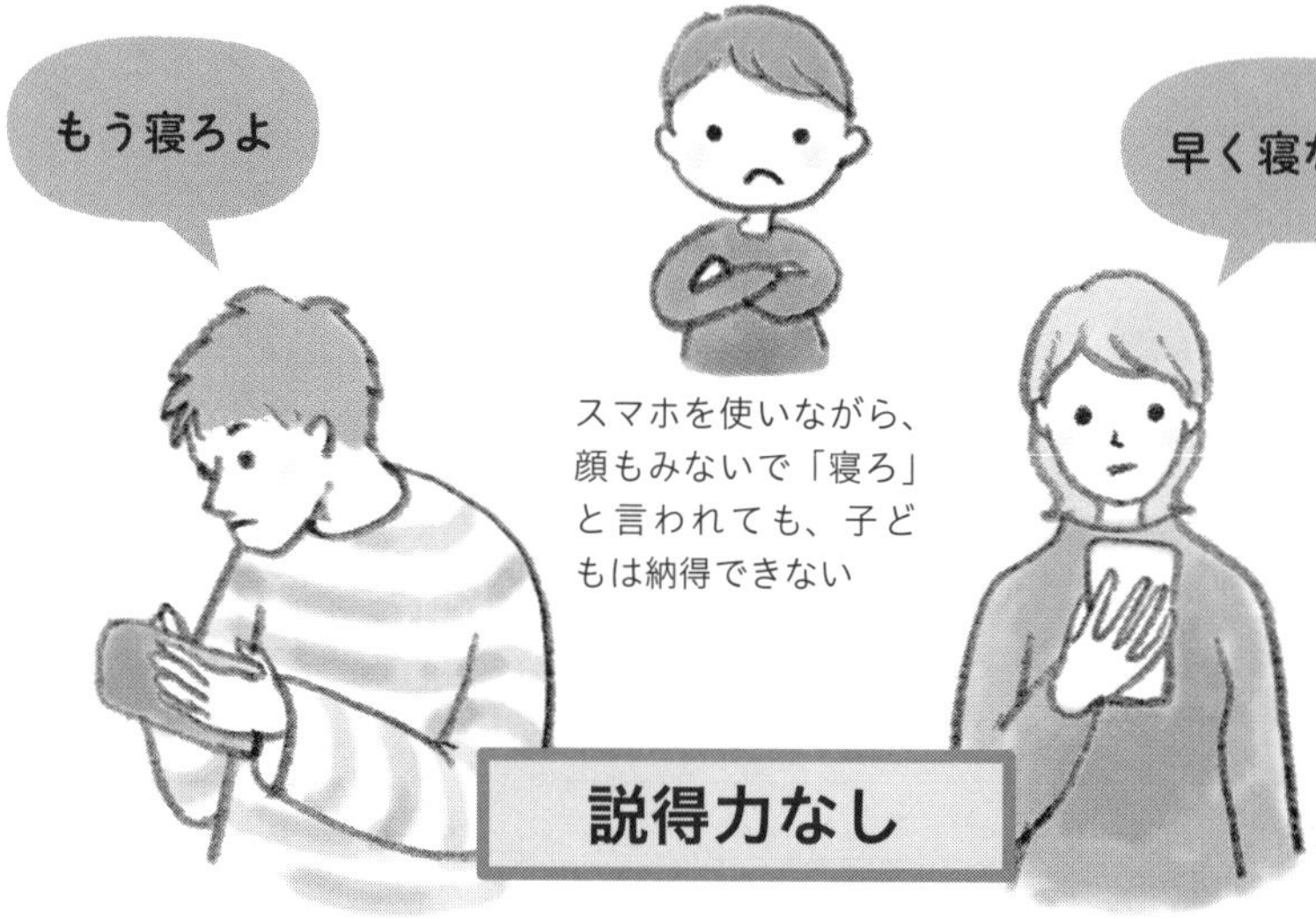
もう寝ろよ
早く寝なさい
スマホを使いながら、顔もみないで「寝ろ」と言われても、子どもは納得できない
説得力なし

脳への影響

おもに前頭葉に

スマホの過剰使用は脳を疲れさせ前頭葉の働きを低下させるという研究が複数ある。前頭葉は「こころの脳」で、多くの機能を担っている部位

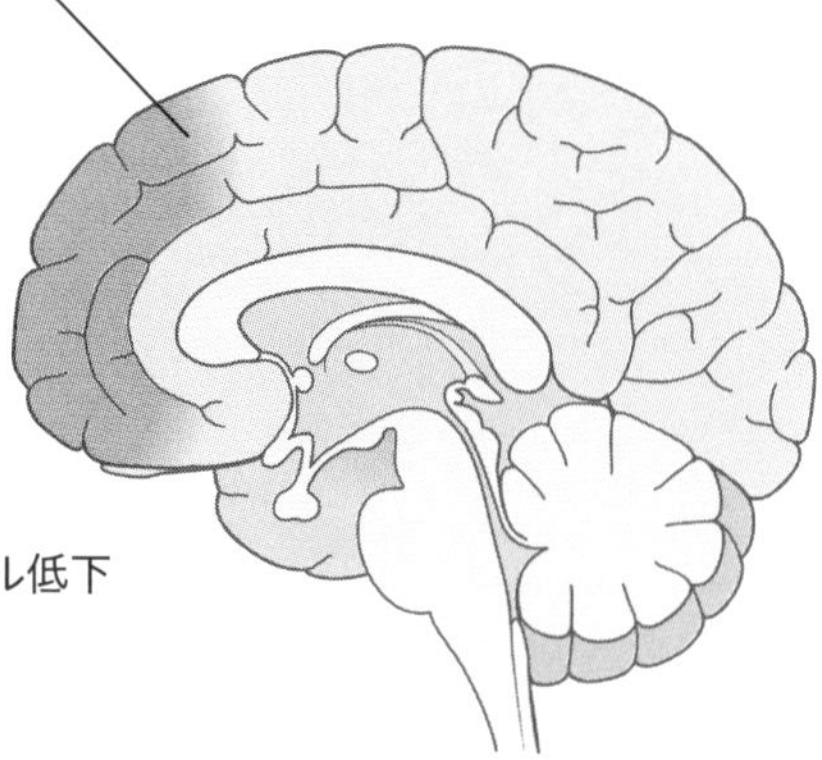

脳過労

・記憶力低下
・集中力低下
・感情のコントロール低下
・意欲の低下

↓

認知症のような症状が現れる

子どものために自分のために

　子どもにスマホの過剰使用をやめさせようとするなら、親がスマホを手放してみせなくてはなりません。子どもはスマホの魅力にあらがえず、自発的にスマホの使用をやめることができません。家庭では親のサポートが必要です。

　スマホの過剰使用は大人にとっても重大問題です。依存症に陥る危険があるうえ、脳過労から認知症のような状態になるといわれます。スマホの使用は息抜きにはなりません。親自身の心身の健康のためにも、スマホと距離をとりましょう。

がんばりどころ

スマホを使う時間を減らす

スマホとのつきあい方

　スマホをまったく使用しないのは現実的ではありません。上手につきあえば便利な道具です。

子どもへは

● 5歳までは

スマホ、ゲーム機、タブレット、パソコンは使用させない。テレビも極力みせない

● 6～14歳は

知識や情報を得るツールとして使用。実体験を加える。寝る1時間前までにやめさせる

● 10～18歳は

寝る1時間前までにやめるなど、利用時間を子どもに考えさせる。強制的にとりあげるのはＮＧ

親は

スマホの使用を減らすよう、工夫しましょう。例えば以下のような方法があります。

・アプリを減らす
・便利な機能ほど削除する（不便になると使用が減る）
・ベッドの中では触らない
・寝る1時間前からはみない
・寝るときには寝室やベッドにスマホを持ち込まない（使わなくてもあるだけで潜在的に気にする）
・スマホを手に持っていない時間をつくる
・ながらスマホはしない

親も子も

スマホより楽しいことをみつけよう

意識を変える

「まぁいいか」ぐらいでちょうどいい

親がよかれと思ってやっていることが、過干渉になっていることが少なくありません。放っておく、ぐらいの気持ちでかまえましょう。命にかかわらないなら「まぁいいか」と大目に見て、子どもに任せます。

過干渉になっていない？

親が手や口を出すほど、子どもは自信をなくします。過干渉になっているかどうかは、自分ではなかなかわかりませんが、心配しすぎていないか、過干渉ではないかと、意識するだけで違います。

子どもの気持ち

- お父さんもお母さんもすごい人だ。とても、そんなふうになれない
- 自分はなんにもできないダメな子だ
- 親の存在が重い

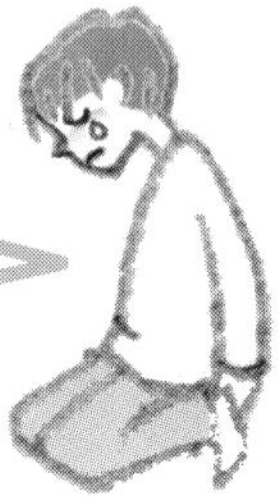

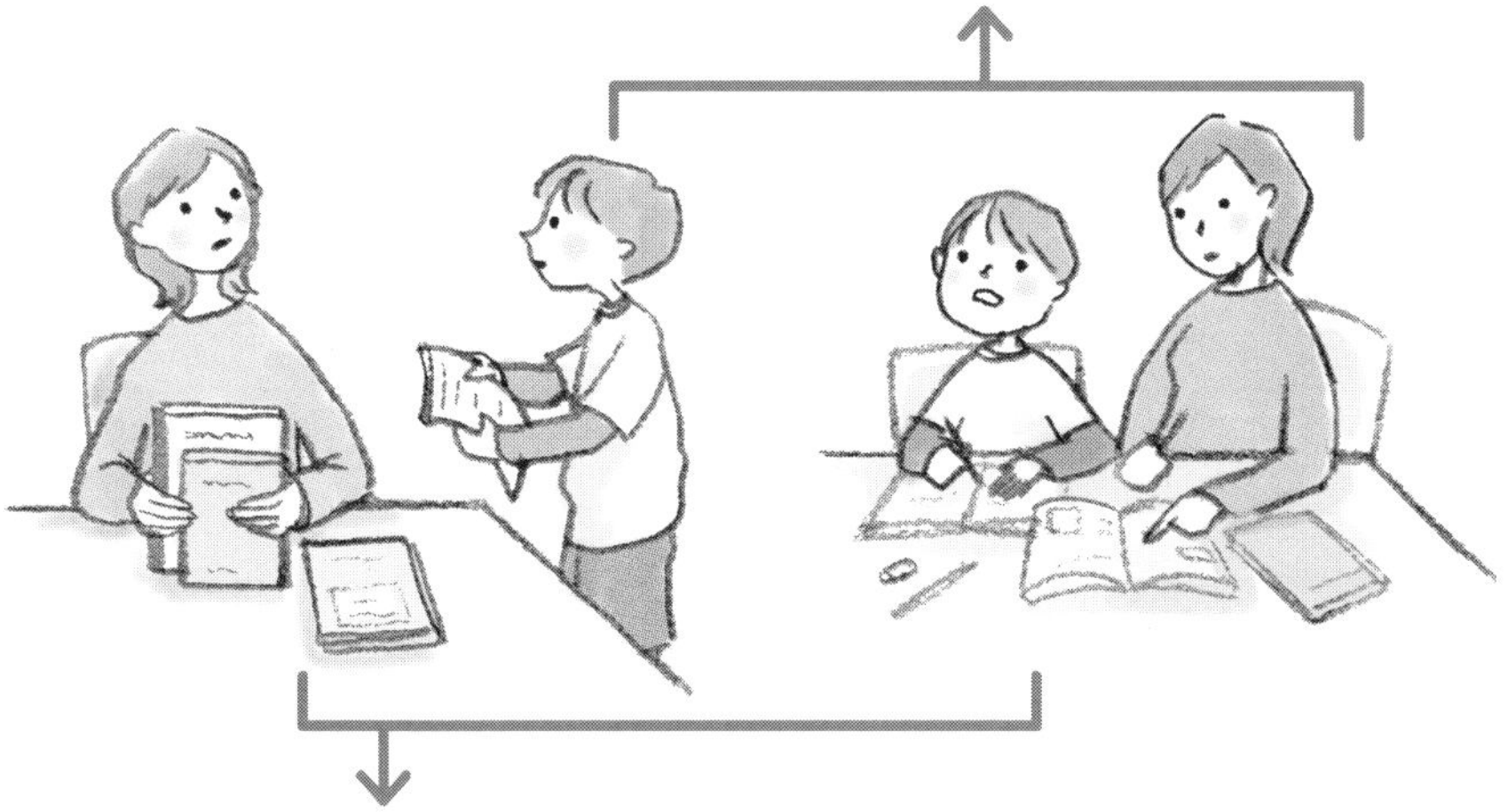

客観的に見てみよう

心配しすぎていないか、そのために溺愛や過干渉、過保護になっていないか。命にかかわるわけではないのだから、まぁいいかと見守ることはできないか

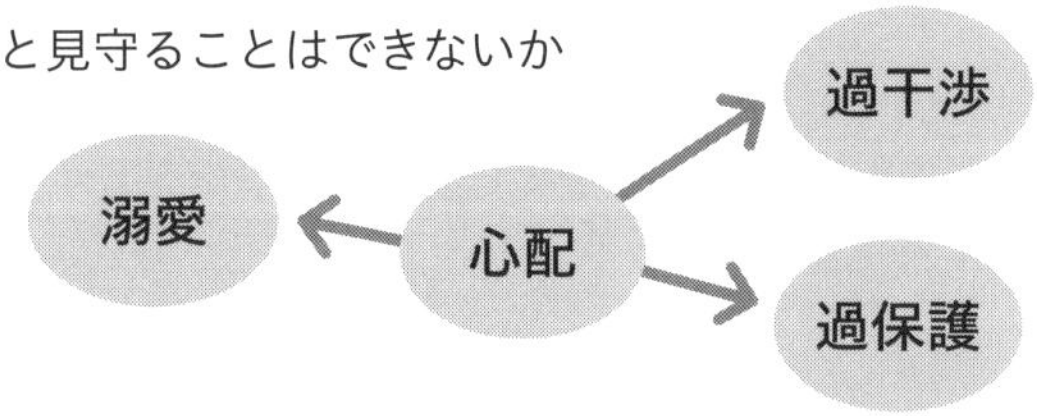

がんばりどころ

手や口を出したくてもがまん！

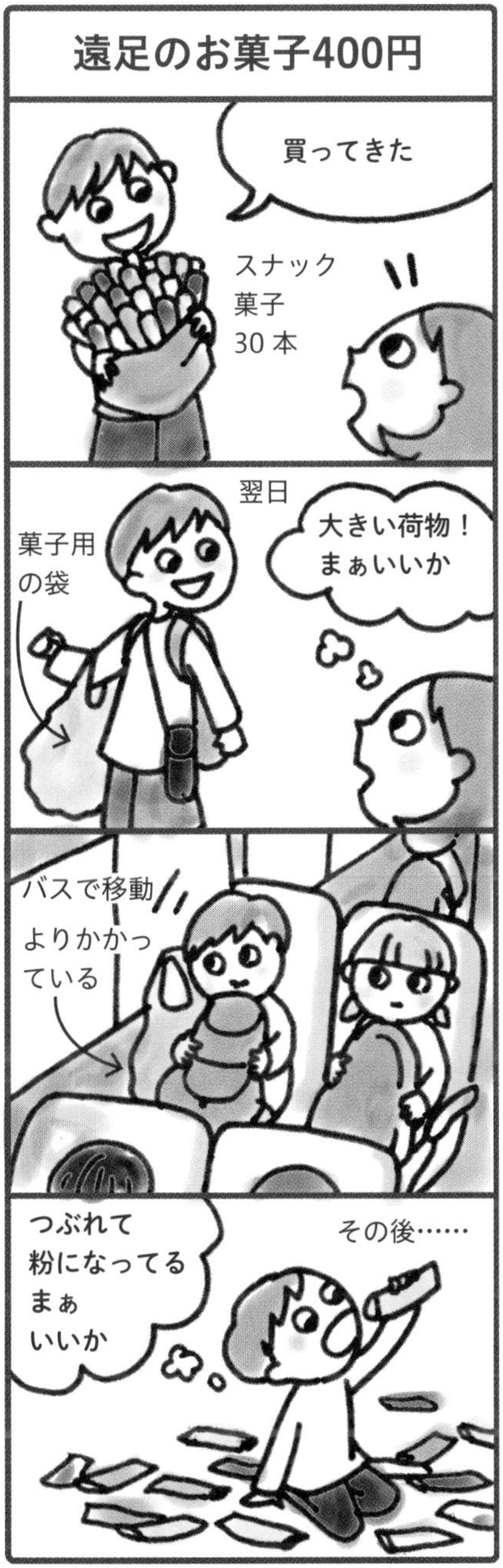
遠足のお菓子400円
買ってきた
スナック菓子30本
翌日
大きい荷物！まぁいいか
菓子用の袋
バスで移動
よりかかっている
その後……
つぶれて粉になってるまぁいいか

任せることが自立につながる

心配だからと必要以上に子どもに手や口を出していないでしょうか。そのままでは、子どもの自立が難しくなります。

子どもの考えを信じ、任せましょう。多少の失敗は自分でのりこえるよう見守ります。自分で全部解決できるようになる必要はありません。助けを求めてもいいのです。そのとき、助けに感謝できる大人になることが大切です。

口に出してみよう

口に出して言ってみると意識が変わり、自分でも納得しやすくなります。手や口を出したくなったら、ぐっとがまんして、下記のような言葉を言ってみましょう。

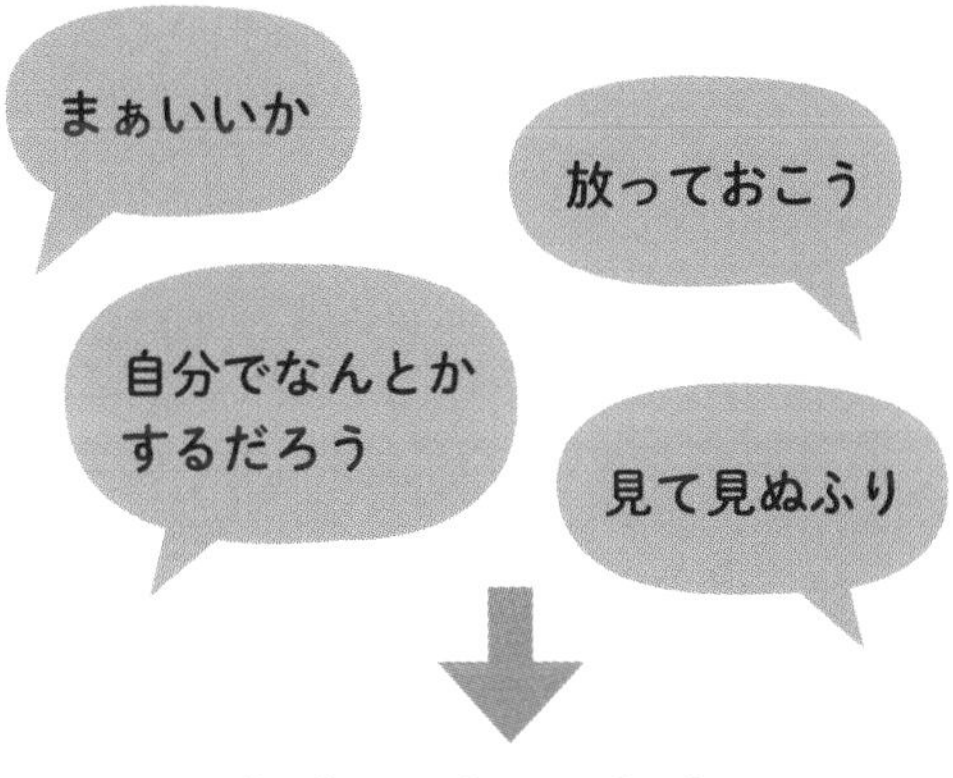
まぁいいか
放っておこう
自分でなんとかするだろう
見て見ぬふり

自立できる大人に

子どもを信じて任せることが、将来の自立につながる。ただし、自立とは、自分ですべてできることではない。社会性を身につけ、必要に応じてサポートを受けられるようになること

意識を変える

子どもの人生を生きがいにしない

自分ではまったく意識していないでしょうが、子どもの人生を、自分の思うようにすることが生きがいになっている人がいます。子どもと親は別の人間だという意識をしっかりもちましょう。

子どもの人生は子どものもの

子育てには目配り・気配りが欠かせませんが、度が過ぎると子どもの人生と自分の人生が一体化してきて、自分の生きがいのようになってしまう人がいます。

子どもの人生を自分の生きがいにしていると、子どもが巣立ったあと「空《から》の巣《す》症候群」といわれるように心身に不調をきたしたり、巣立ちじたいを受け入れることができなくなったりします。子どもが、親のもとから離れられなくなることもあります。

なかには、自分より高い学歴を、高い収入を、と願って幼児期から教育を受けさせる人がいますが、それは自分の人生のリベンジなのかもしれません。自分がかなえられなかった夢を子どもに託すのは、子どもにとっては重い負担です。

子どもの人生は子どものもので、親のものではありません。自分の人生を取り戻し、自分自身の楽しみや生きがいをもちましょう。

徐々に手を放す

成長につれて心配を信頼に変えていくように、子どもに任せる部分を大きくし、徐々に手を放していきましょう。子どもの人生を親の人生と分けていくことが大切です。

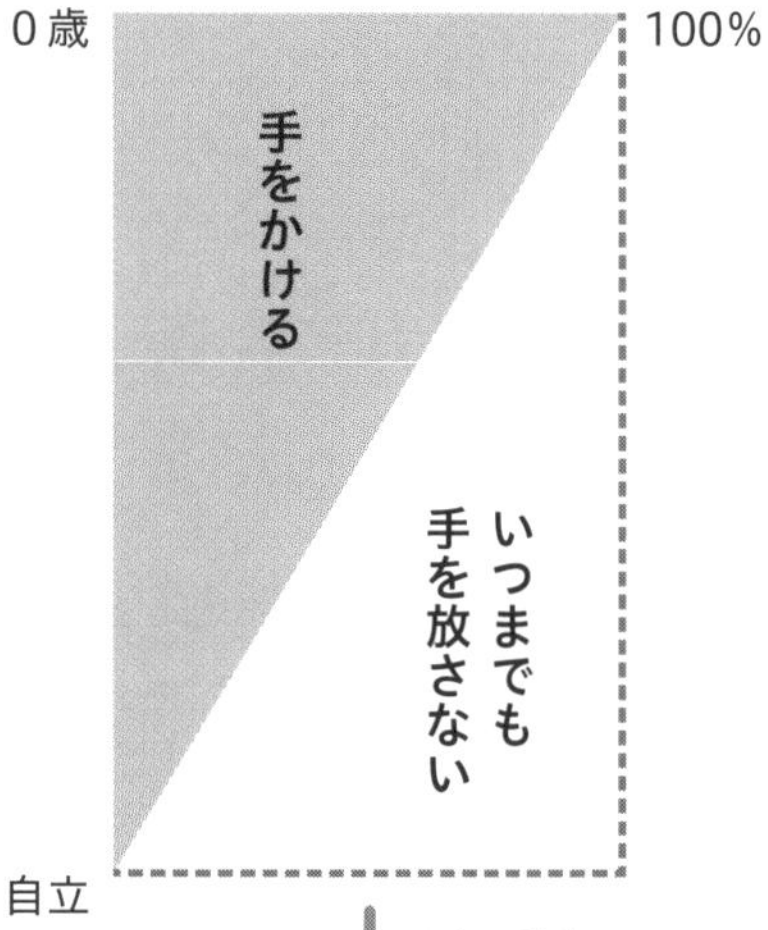
0歳
100%
手をかける
いつまでも手を放さない
自立

これでは……

親のもとから離れたら
→親が空の巣症候群に
親のもとから離れられないと
→子どもが自立できない

がんばりどころ

自分自身の人生を構築する

子どもの人生は親のもの？

自分では気づいていないかもしれませんが、下記の３つは子どもの人生を自分の生きがいにしている例です。意識を変えて、自分の人生はどこにあるか、見直してみましょう。

もっとも多い

自分にできなかったから……

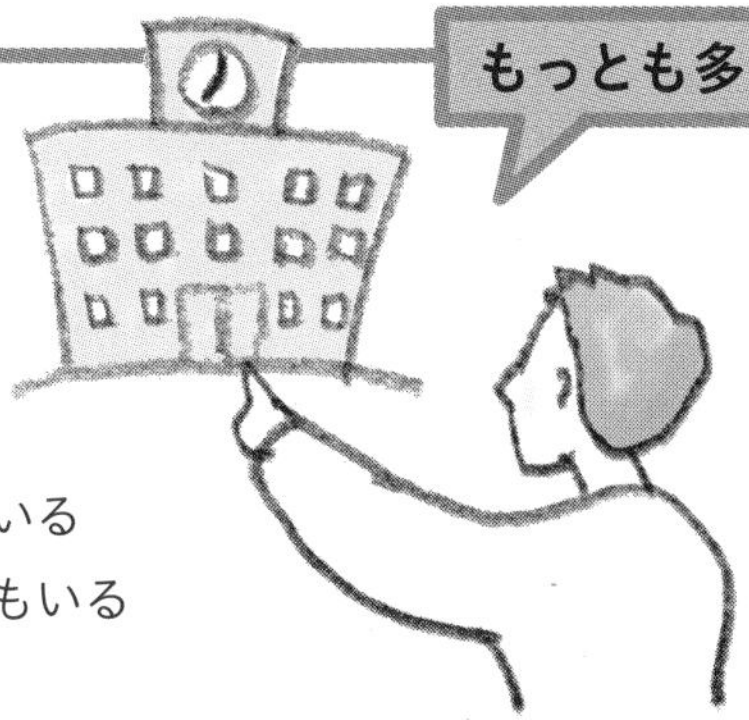

自分が合格できなかった高校や大学を受験させ、自分より高学歴をつけさせようとする。あるいは早期教育をして、将来自分より高収入が得られるようにする

▶合格が目標になっていて、入学したら意欲を失う子もいる
子どものうちは神童といわれても、途中で挫折する子もいる

自分と同じようにお金をかけたい

お金をかければよい人生がおくれるはずと思い、習い事などに惜しみなくお金をかける。自分がそのように育てられた場合には、金銭感覚がずれている

▶子どもの金銭感覚がマヒして、お金はわいてくるものと思う
働く意味が感じられなくなる子どももいる

子どものことしか考えられない

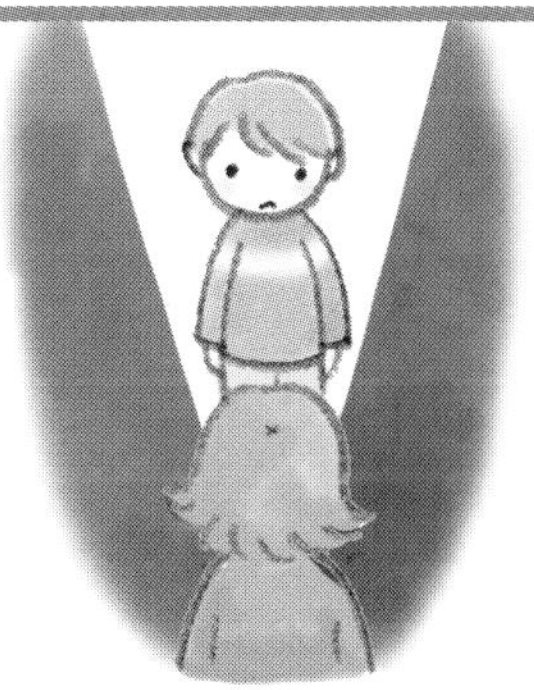

子どもの世話、勉強、成績、将来のことなど、子ども以外のことが目に入らなくなっている。自分自身の楽しみや趣味はないという人は要注意

▶親子で依存し合う関係になり、人生が一体化する
大きな負担となり、精神疾患の発症や、家庭内暴力に至る子もいる

先生に

自分を大切に。生活リズムを整えよう

子どもをとりまく環境では、家庭環境がもっとも重要ですが、教育環境も大きく影響します。教育環境は先生方、授業内容など、いくつもの要素からなりますが、担任の先生の存在は小さくありません。

子どもをとりまく環境

子どもの世界は、家庭と学校が中心です。環境とは人・もの・できごと・場などですが、家庭環境では親が、教育環境では先生、とくに担任の先生の存在が大きいです。

教育環境

人的要素：先生、友だち、先輩・後輩など

学習要素：授業内容など

物理的要素：学習用具、教室、校庭など

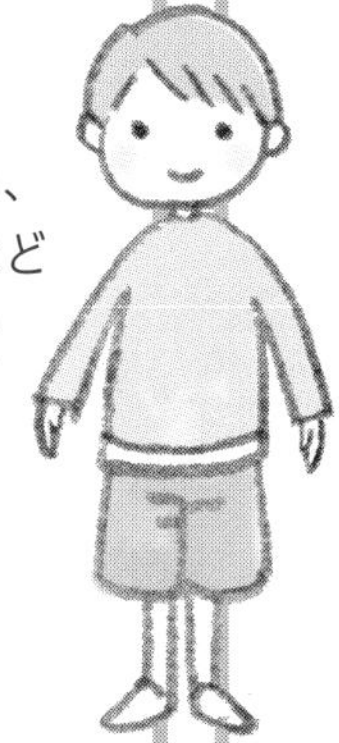

家庭環境

人的要素：親、きょうだい、祖父母など

生活要素：睡眠、食事など

経済的環境：貧困など

物理的要素：部屋、勉強道具、照明など

大人が互いに理解し合うことが大切

先生も規則正しい生活リズムを

小学校の先生が激務であることは、社会問題のひとつとなっています。昔は、勉強を教えることが学校の役割でしたが、いまでは勉強以外のこと、例えば生活支援、虐待問題など、対応すべきことが多岐にわたり、家庭で教えるべきマナーまで、先生が教えなくてはならない状況です。

残業や休日出勤もあるでしょうが、先生こそ生活リズムをみださないようにしましょう。

とくに担任の先生は、子どもにとって教育環境の大きな部分をしめます。担任の先生が自分を大切にすることが子どもを大切にすることにつながります。

子どもをみるために

先生は心身に余裕がないと、子どもをみることができません。多忙のなかから時間をやりくりして生活リズムを整えましょう。

睡眠と食事をしっかりとる

とくに睡眠不足に注意

↓

心身の余裕ができる

体調がよいとパフォーマンスも上がる

↓

子どもをみることができる

ようすの変化や、不安定さもみえてくる

↓

気になる子がいたら

ひとりで抱え込まず、周囲に協力してもらうことも必要

その子の特徴をつかむ

表情、言動、元気のあるとき・ないときなど、特徴をつかんでおく。気になる部分が、その子の個性なのか、なにか理由があるのかを考えるヒントになる

よいところをみつけてほめる

その子に自信がなく、不安感が強いために、気になるようすとして現れているのかもしれない。その子のよいところをほめると、ようすが変わることがある

「発達障害」かもしれない子どもがいたら

子どものようすから「発達障害」を考えた場合、まず注視したいことがあります。そのようすが、子どもをとりまく環境ゆえか、子ども自身の脳や神経ゆえか、ということです。特別支援教育コーディネーター、特別支援学級の先生、管理職などに相談しましょう。親とも話し合って、睡眠時間や食事のとり方などの生活を確認します。場合によっては、生活改善を提案してもよいでしょう。

子どもも困っているはずです。その困りごとを、大人が協力して解決の手助けをしていくというスタンスです。

家庭での生活リズムを聞いてみよう

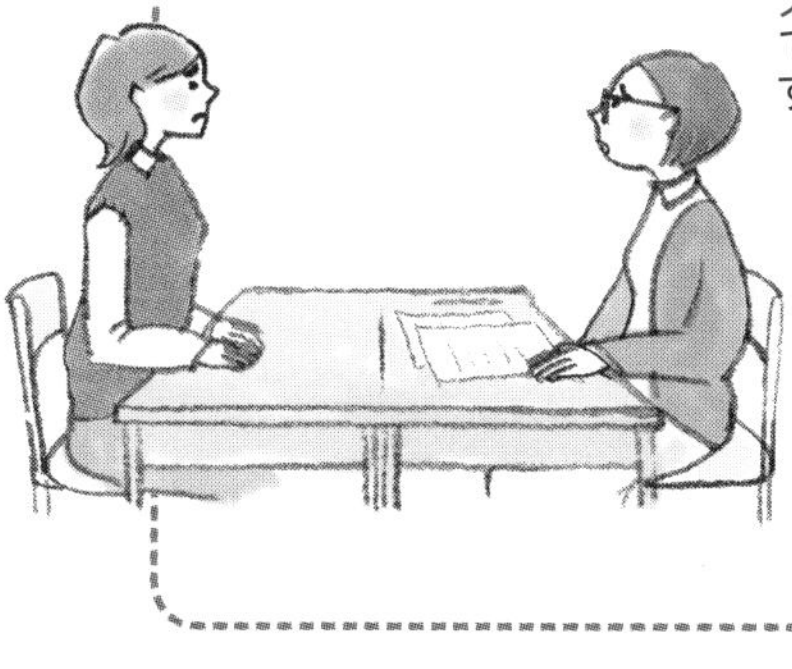

それでも受診を考えるなら

本書で述べてきたように生活改善をしても、「発達障害」のような症状が変わらなかったら、医療機関の受診を考えてもよいでしょう。受診や診断について、知っておきましょう。

受診から診断まで

子どもが「発達障害」かもしれないときには、児童精神科や小児科を受診します。多くは予約が必要です。受診しても、診断がつかない場合も多いです。

問診

生まれてからのようす、発達の状況、現在の生活環境、家族について、学校の環境などを聞かれる。あれば母子手帳を持参するとよい

診察室に入ってきたようすも観察の対象

考慮すること　「発達障害」は生来のものなので下記のような症状が乳幼児期からあったかどうか

- 目を合わせない
- 抱っこをいやがる
- ぐるぐる回る
- 小石などを並べて遊ぶ
- つま先歩き
- 高いところに登りたがる
- 感覚過敏（スーパーの入り口で大泣きなど）
- ひどいかんしゃく
- 道路にとびだす　　など

↓

検査

心理検査をおこない、診断の補助にする　［知能検査、発達をみる検査、ロールシャッハテストなどをおこなう］

↓

診断

- 「発達障害」それぞれに診断基準が決められており、その基準を満たすかどうかをみる
- いくつかの「発達障害」が併存していることがあり、診断は困難
- 診断がつかないことも多い

生活や環境を変えてみてから

子どもが「発達障害」かもしれないと言われたときや親が考えたとき、まずは生活改善や環境整備にとりくみます。学校の先生と相談して、教室の環境を変えてもらうこともあります。

心配だからと早々に医療機関を受診すると、診断も確定しないうちに、薬を処方されることがあります。もちろん薬物療法が必要な子どももいますが、ファーストチョイスを薬にするのは慎重にしたいものです。「発達障害」は薬物療法で治るものではありません。薬は症状を軽減させるために用いるものです。症状は生活改善で消える可能性があるからです。

医療機関の受診を考えるのは、生活改善などをおこなっても、症状が変わらず、日常生活に支障がある場合です。

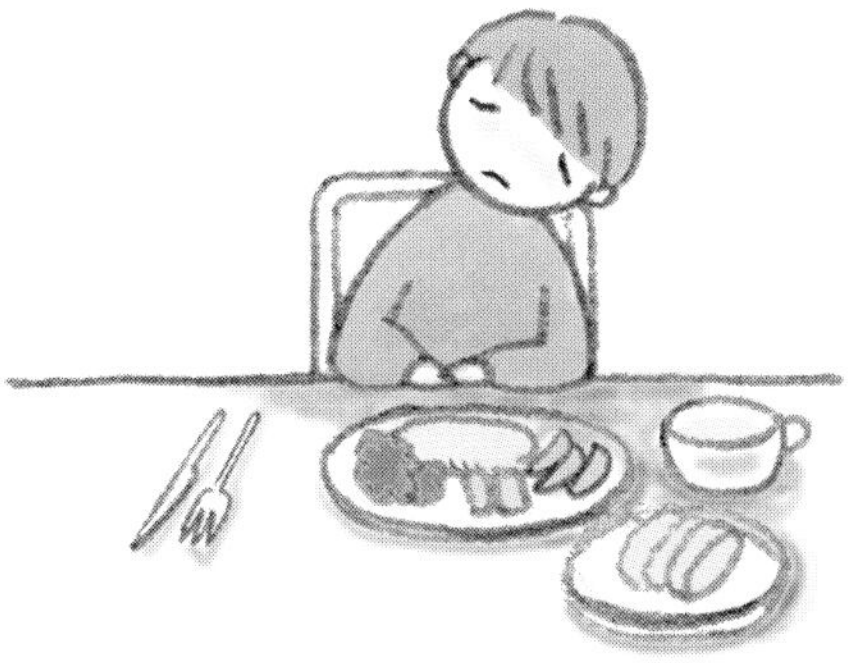

「発達障害」のような症状がストレスによる反応ということもある

「発達障害」に使う薬

「発達障害」に使う薬は、脳のなかで、前頭葉に働きかけ、神経伝達物質の伝わり方や働きを調整します。大人用と小児用では、薬が違い、下記は小児の「発達障害」用の薬です。

（　）内は商品名

● ADHD

リスデキサンフェタミン（ビバンセ）
メチルフェニデート（コンサータ）
アトモキセチン（ストラテラ）
グアンファシン（インチュニブ）

● ASD

リスペリドン（リスパダール）
アリピプラゾール（エビリファイ）

このほか、睡眠に困難がある場合は睡眠導入剤、うつ病などの二次障害がある場合は、それぞれの精神疾患の薬を用いることがある

注意点

- 前頭葉は10〜18歳に発達する。
  未発達の段階で前頭葉に働きかける薬は、どのような影響があるかは不明
- 下記のような副作用に注意
  ADHDの薬
  頭痛、不眠、食欲不振、腹痛など
  ASDの薬
  めまい、眠気、手足のふるえなど
- 薬の効き方は個人差があるので、とくに初期にはようすの変化をよくみる
- 過剰診断による不要な薬の投与
- 量や種類の過剰投与

医療機関の選び方

心理検査をおこなうところに

子どもの場合は、小児科か児童精神科が「発達障害」をみますが、最近は「発達障害」かもしれないと受診する子どもが増え、どこも予約をとりづらくなっているのが現状です。そのため、「発達障害」をみますというクリニックはたいへん数が増えています。

受診先を迷ったら、まずは「発達障害」をみているかどうかを確認しましょう。心理検査をおこなっているかどうかも重要なポイントです。

本人の同意を得てからにしたい

まだわからないだろうと子どもになにも言わず受診するのは避けたいです。「困っていることがあるね。それを解決しよう」などと説明して、本人の同意を得てから受診するのが理想的です。薬物療法をおこなうことになったら、薬の効き方や副作用についても説明しておきます。

「発達障害」と診断されたら、通院は長期間にわたる可能性があります。そのとき本人の同意と納得が活きてきます。

選ぶポイント

❶発達障害をみていること
❷心理検査をおこなっていること
❸心理士（公認心理師か臨床心理士）が心理検査をおこない、対応してくれること

心得ておきたい

生活リズムはきっちりと

「発達障害」と診断されても、生活リズムを整えることは、続けましょう。診断は一生続くものではなく、周囲に適応できるようになったら、診断名は必要なくなるからです。

健康ライブラリー

子《こ》どもが「発達障害《はったつしょうがい》」と
疑《うたが》われたときに読《よ》む本《ほん》

2024年5月28日　第1刷発行

監修	成田奈緒子（なりた・なおこ）
発行者	森田浩章
発行所	株式会社 講談社 東京都文京区音羽２丁目-12-21 郵便番号　112-8001 電話番号　出版　03-5395-3560 販売　03-5395-4415 業務　03-5395-3615
印刷所	TOPPAN 株式会社
製本所	株式会社若林製本工場

N.D.C.493　98p　21cm

KODANSHA

ISBN978-4-06-535633-3

■監修者プロフィール
成田奈緒子（なりた・なおこ）

1963年、仙台市生まれ。神戸大学医学部卒業、医学博士。米国セントルイスワシントン大学医学部、獨協医科大学、筑波大学基礎医学系を経て2005年より文教大学教育学部特別支援教育専修准教授、2009年より同教授。小児科医、脳科学者。2014年より子育て支援事業「子育て科学アクシス」代表。著書に『山中教授、同級生の小児脳科学者と子育てを語る』（共著）、『高学歴親という病』（ともに講談社＋α新書）など。

■参考文献・参考資料

成田奈緒子著『高学歴親という病』（講談社＋α新書）

山中伸弥、成田奈緒子共著
『山中教授、同級生の小児脳科学者と子育てを語る』（講談社＋α新書）

成田奈緒子著『「発達障害」と間違われる子どもたち』（青春新書）

成田奈緒子、上岡勇二共著
『子どもの脳を発達させるペアレンティング・トレーニング』
（子育て科学アクシス編／合同出版）

成田奈緒子、石原新菜共監修『子どもにいいこと大全』（主婦の友社）

成田奈緒子、上岡勇二共著
『子どもが幸せになる「正しい睡眠」』（産業編集センター）

成田奈緒子、上岡勇二共著
『その「一言」が子どもの脳をダメにする』（ＳＢ新書）

成田奈緒子著『小学生ママのしんぱい百科 家庭編』（小学館）

アンデシュ・ハンセン著、久山葉子訳『スマホ脳』（新潮新書）

子育て科学アクシスホームページ

●編集協力　オフィス201（新保寛子）
●カバーデザイン　池田進吾（next door design）
●カバーイラスト　丸山裕子
●本文デザイン　南雲デザイン
●本文イラスト　丸山裕子　千田和幸

講談社　こころライブラリー／健康ライブラリー　スペシャル

空気を読みすぎる子どもたち

青山学院大学教授・小児精神科医
古荘純一 監修

親の言うことをよく聞く「良い子」ほど危ない！
子どものSOSをキャッチして、自己肯定感を育もう！

ISBN978-4-06-520126-8

ことばの遅れが気になるなら

青山学院大学教授・小児精神科医
古荘純一 監修

発達障害を疑う前に、声かけ、読み聞かせ、
スキンシップ……心と体への働きかけを！

ISBN978-4-06-524582-8

発達が気になる子の　性の話
みんなでいっしょに学びたい

日本福祉大学
伊藤修毅 監修

発達障害など発達が気になる子に
からだとこころの大切さを伝えたい。

ISBN978-4-06-530221-7

発達障害　グレーゾーンの子の育て方がわかる本

横須賀市療育相談センター所長
広瀬宏之 監修

発達にでこぼこがあるグレーゾーンの子。
困りごとに向き合う育て方のヒントが満載。

ISBN978-4-06-533442-3

講談社　健康ライブラリー　イラスト版

知的障害／発達障害のある子の育て方

筑波大学教授
徳田克己　筑波大学准教授 **水野智美** 監修

障害のとらえ方から家庭でのかかわり方まで、
子どもの育ちを促すためのヒントが満載！

ISBN978-4-06-519309-9

支援・指導のむずかしい子を支える魔法の言葉

特別支援教育ネット代表
小栗正幸 監修

話が通じない、聞く耳をもたない子の心に響く対話術。
暴言・暴力、いじめ、不登校……困った場面も乗り切れる！

ISBN978-4-06-259819-4

登校しぶり・不登校の子に親ができること

中学校教諭・特別支援教育士　上級教育カウンセラー
下島かほる 監修

「休みたい」が増え始めた。原因は？　いつまで続く？
不登校の始まりから再登校までの対応策を徹底解説！

ISBN978-4-06-517116-5

子どものトラウマがよくわかる本

こころとからだ・光の花クリニック院長
白川美也子 監修

虐待、性被害、いじめ……過酷な体験が心に傷を残す。
子どものトラウマの特徴から支援法まで徹底解説！

ISBN978-4-06-520432-0